ぐんぐん のびる 看護技術

そのコツとポイント

編著

川﨑 久子

富山県立大学看護学部

scio
Publishers Inc.

サイオ出版

● 編著

川﨑　久子　　富山県立大学看護学部准教授

● 執筆者（執筆順）

山本麻理奈　富山県立大学看護学部講師

福森　絢子　富山県立大学看護学部講師

鷲塚　寛子　富山県立大学看護学部講師

堀田　美沙　富山県立大学看護学部助手

細田恵莉奈　富山県立大学看護学部助手

川﨑　久子　富山県立大学看護学部准教授

矢野　正晃　富山県立大学看護学部助教

岩崎　涼子　富山県立大学看護学部助教

はじめに

　看護師は、患者さまと向き合い、患者さまのさまざまな状況をアセスメントしながら看護技術を提供して患者さまの回復過程を支援していくという役割があります。看護基礎教育では、基礎看護学で基本的看護技術を学習したあと、各領域別の演習を経て、臨地実習で、患者さまの状態をアセスメントしながら、ケアプランを立てていきます。実習では、患者さまの個別性に合わせて、安全で安楽な看護技術を提供し、その方向性は患者さまの自立をめざします。そのためには、基本的な看護技術についてしっかりと身に着けておく必要があります。

　しかし、現在のカリキュラムでは、講義と演習がタイトに組み込まれ、自己学習時間を確保するのも難しい状況にあるのが現実でしょう。さらに、看護技術は習ったからすぐできるという性質のものではありません。繰り返しの練習に加えて、状況に合わせて活用していくには、知識と技術のポイントを理解しておく必要があるのではないでしょうか。

　そこで、本書は、看護学生ならびに新人看護師の看護技術のブラッシュアップを目標に企画しました。看護技術の基礎知識をしっかりマスターしたうえで、一つひとつの看護技術の意味を理解しながら、看護技術を修得できるようになってほしいと思ったからです。的確に行動できるようになるには、まずしっかりとした知識をもつこと、行動の目的をはっきりさせることが重要なのです。

　『ぐんぐんのびる看護技術』は、書名のとおり、臨床で必須の看護技術の修得を目標に編集しました。まず、基本知識を理解してから、看護技術の実際についてていねいに解説してあります。記述には平易な文章を心がけました。また、看護技術の根拠やミニ知識を、「ぐんぐんポイント」として取り上げました。看護技術の手順を解説した「ワンポイント・レッスン」も盛り込み、看護技術をわかりやすく解説してあります。

　看護技術は、練習を重ねれば重ねるだけ上達します。ポイントを押さえた練習こそがスキルアップの近道なのです。患者さまに向き合い、効果的な看護技術を提供できるようになるために、本書を役立てていただければ幸いです。

2020年6月

川﨑　久子

目次 CONTENTS

chapter 5　清潔援助
福森　絢子

chapter 6　体位変換
細田恵莉奈

chapter 7　移動・移送
鷲塚　寛子

chapter 11 酸素療法

矢野　正晃

chapter 12 気道内吸引

岩崎　涼子

chapter 13 ドレーン管理

川﨑　久子

chapter 14 心肺蘇生法

矢野　正晃

chapter 1

バイタルサイン

バイタルサインの基本知識

バイタルサインはどうして
いつも同じタイミングで測るの?

　バイタルサインは同一人物であっても時間や活動状態によって値が異なります。バイタルサインの測定では経時的な変化を観察する場面が多々ありますが、同じ条件で測定していないと比較しにくくなります。患者の全身状態の変化に素早く気づくためにも、測定の際には気をつけましょう。

体温測定

体温はどこで測るの?

　体温は、環境に左右されない身体内部の温度(深部体温や核心温度という)のことです。そのため、正確に測定するためには大動脈の血液温を測定する必要がありますが、簡単には行えません。通常は、熱の放散が少なく身体内部の温度に近い腋窩、口腔、直腸、鼓膜などが測定部位に選ばれます。これらの部位で測定される温度には若干の温度差があります。

　各部位の温度は「直腸温>口腔温>腋窩温」の順に高くなります。鼓膜温は個人差が大きく、他の部位との比較はできません。直腸温が身体内部の温度に一番近いのですが、患者にとって侵襲が大きく不快感や羞恥心を伴うため、日常的にはあまり行われません。手術中や新生児など、身体内部の温度を正確に知りたいときに使用されます。

　日常的に測定する部位としては腋窩と口腔があげられます。この2つの部位は、体温計を挿入する位置によって温度差があるので注意が必要です。

　腋窩では表面温度が最も高くなる腋窩動脈の真下に挿入することが望ましいですが、それは腋窩腔最深部(**図1**)とほぼ同じです。腋窩動脈と腋窩腔最深部は人によってずれることもありますが、測定前に腋窩を10分程度密着させることで温度が安定し、誤差を少なくすることができます。体温計は感温部が腋窩腔最深部に当たるように上腕の前方から斜め30〜45度の角度で挿入します。

ぐんぐん↑ポイント
体温計の種類
現在は電子体温計が最も多く使用されている。以前は水銀体温計を使用することもあったが、ガラス製で破損しやすいうえに、水銀による環境汚染が懸念され、今では使用されることはほとんどない(2008年から国内での生産は停止)。

ぐんぐん↑ポイント
実測式と予測式
電子体温計では感温部が実際の温度に達するまで10分程度の時間を要する。しかし、時間がかかるため、多くの場合は予測式で測定する。予測式は一定時間内の感温部の温度上昇から最終的な温度を予測することで、短時間での測定を可能にしている(あくまで予測値のため、実測値とは異なることがある)。

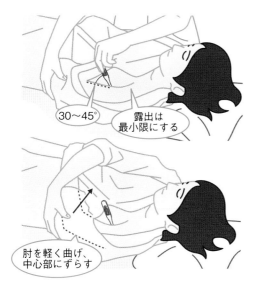

30〜45°

露出は
最小限にする

肘を軽く曲げ、
中心部にずらす

図1　腋窩への挿入位置

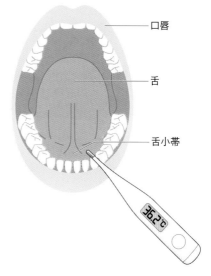

口唇

舌

舌小帯

図2　口腔への挿入位置

　口腔では舌下が最も温度が高くなります。体温を測定するとき、腋窩では測定前に10分程度腋窩を密着させますが、口腔では3〜5分程度閉じれば測定できます。これは舌下のほうが腋窩よりも血流量が多く、温度が安定するまでにかかる時間が短いからです。体温計は、舌下に舌小帯を避けて左右どちらかへ30〜40度の角度で挿入します（図2）。

腋窩温を測定するときに
左右どちら側を選択するの？

　直腸や口腔と違って腋窩は、左右どちらでも測定できます。原則として腋窩温は、毎回同じ側で測定します。注意が必要な場面として、側臥位の場合と麻痺の場合があります。

 One Point Lesson　体温測定の部位と特徴

直腸温：環境による変化を受けにくいため、最も身体内部の温度を正確に測定できる。患者にとって侵
　　　　襲的であり、不快感や羞恥心も強いため日常的には用いられない。肛門周辺に病変があるとき
　　　　には避ける必要がある。腋窩温＋0.8〜0.9℃程度になる。
口腔温：腋窩よりも安定した測定値を得やすく、短時間で測定できる。測定前には飲食や会話を避け、
　　　　3〜5分程度口を閉じる。女性の基礎体温測定に用いられることが多い。口腔内や鼻腔内に病
　　　　変がある場合や、意識障害、呼吸困難がある場合は避ける。腋窩温＋0.2〜0.5℃程度になる。
腋窩温：侵襲が少なく簡便であるため、わが国で一般的に用いられる測定法である。体表ではあるが腋
　　　　窩を閉じることで身体内部に近い温度を測定できる。皮膚に病変がある場合は避ける必要がある。
鼓膜温：内頸動脈を流れる血液の温度を測定している。短時間で体位関係なく測定できるため、乳幼児
　　　　などでよく使用される。外耳の形状に個人差が大きく、手技に差が生じやすい。そのため、測
　　　　定値もばらつきが生じることが多い。

側臥位の場合、下側になっている腕は循環が悪くなっているため、上側よりも体温が低くなります。そのため、上側で測定します。片側に麻痺がある場合は、健側で測定しましょう。麻痺側は循環状態が不安定であることや筋力障害で腋窩を十分に閉じることができないことが影響していると考えられています。

患者に体温計を挿入してもらう際、これらの状況が測定値に影響を与えていないかどうかをよく確認しましょう。

体温は何に影響され、どのように変化するの?

体温は同じ患者であっても、常に一定ではありません。基礎代謝、食事、運動、精神活動などによって一定の範囲内で変動します。これを生理的変動といいます。

まず、時間帯では1日のなかで最も体温が高いのは活動中である午後3時～8時頃です。逆に最も低いのは就寝中の午前2時～6時頃です。正常な日内変動は±1℃未満と考えられています。

次に行動です。運動や食事、精神的興奮によって体温は上昇します。これはホルモンの分泌や代謝の亢進が起こるためです。逆に長期の飢餓状態に陥ると代謝が低下し、体温が低下します。

その他にも性別や年齢にも影響を受けます。女性は女性ホルモンの影響で排卵後に体温が0.3～0.5℃上昇し、月経まで保たれます。この温度変化を記録することで月経周期や女性ホルモンの分泌状態を知ることができます。年齢では、小児は成人よりも体温が高く、高齢者は成人よりも低くなります。小児は体温調節機能が未熟なこと、高齢者では体温調節機能の低下により体温が変動しやすくなっています。

ぐんぐんポイント

熱の産生と放散

熱の産生は、体内の組織器官や細胞の物質代謝（糖質、脂質、タンパク質）による。安静時は脳や心臓、肝臓、腎臓、消化管などで熱が産生され、運動時は骨格筋での産生が増加する。熱の放散は、輻射、伝導、対流、蒸発などの物理的調節で行われている。

 One Point Lesson 基礎体温測定とは何だろう

基礎体温とは体温に影響を及ぼす要因をできるかぎり取り除き、安静にした状態の体温のことです。つまり起床し、身体を動かす前に測定することが大切です。腋窩よりも舌下で測定するほうが体温は安定するため、口腔温を測定します。毎日の基礎体温を測定することで正常な排卵が行われている場合、排卵を挟んで低温期と高温期の二相に分かれていることが確認できるでしょう（図3）。基礎体温を測定するための婦人体温計には、計測した基礎体温をパソコンやスマートフォンで管理できる便利な機能があるものもあります。

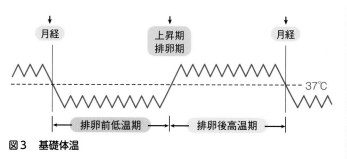

図3　基礎体温

脈拍測定

脈拍はいつ測定するの?

　脈拍は、心臓の収縮によって血液が大動脈に送り込まれるときに生じる波動(脈波)が末梢動脈に伝わって触知されるものです。脈拍は自律神経系の活動や酸素必要量の変化によって変動します。測定前の30分前間は運動、食事、入浴などを避け安静にした後に測定しましょう。これによって、脈拍数に影響を与える病的な要因を見逃すことが少なくなります。

脈拍はどこで測るの?

　体表近くを走行し、脈拍を触知できる動脈はいくつかあります(図4)。一般的には橈骨動脈がよく用いられます。橈骨動脈は衣服におおわれておらず、皮膚に近い部分を走行しているので容易に触れることができるからです。また、緊急時に循環状態を知るために重要な部位の1つでもあります。

ぐんぐん↑ポイント
脈拍の触知と血圧
脈拍は心臓から離れ、末梢に近づくほど触知が難しくなる。そのため血圧が低下すると末梢から触知できなくなっていく。これを利用して血圧を推定することができる。道具を必要としないため、緊急時に用いることが多々ある。
頸動脈触知可能であれば60mmHg以上、大腿動脈触知可能であれば70mmHg以上、橈骨動脈触知可能であれば80mmHg以上と予測が可能である。

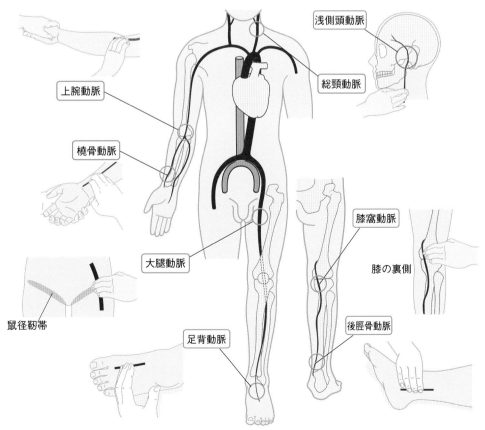

図4　脈拍の測定部位

11

**どうして母指を使って
脈拍を測定しないの?**

　母指の動脈は太く、自分の拍動と患者の拍動を混同してしまいます。そのため、脈拍測定には用いません。必ず示指、中指、薬指の指腹を動脈の真上に軽く置き、測定しましょう。正しい指を使用したとしても、指腹ではなく指の先で触れたり、強く圧迫すると脈拍が正しく測定できないことがあるので注意しましょう。

 **脈拍は必ず1分間
測定しなくてはいけないの?**

　リズムの不整や徐脈・頻脈がない場合、30秒値を2倍にしたり15秒値を4倍にしたりしてもよいとされる場合もあります。しかし、初診の患者や循環器系に異常が認められる場合は必ず1分間測定しましょう。実測時間が短くなるほど誤差が生じやすくなりますし、まれに現れる不整脈などは見逃しやすくなります。初学者のうちは、患者に測定にかかる時間と目的を説明したうえで、30秒以上は測定しましょう。また、記録に書く際は実測時間がわかるように「1分間:30回×2」のように記載しましょう。

 **橈骨動脈で脈拍を測定するとき、
どちらの腕で測定するの?**

　通常は左右どちらで測定しても脈拍に左右差はありません。しかし、血管の狭窄や閉塞のある患者の場合、差がみられることがあります。初診の患者や血管の狭窄や閉塞が疑われる場合には左右同時

ぐんぐん↑ポイント
脈拍数の年齢による違い
脈拍数は年齢によって異なる。小児は基礎代謝が高く組織の酸素消費量が多く脈拍数も多くなる一方、高齢者では減少する。新生児や乳児は心拍数が多く、脈拍測定は難しいため聴診器を用いて心拍数を測定する。
新生児:120〜140回/分
乳児:100〜130回/分
幼児:90〜110回/分
学童:80〜90回/分
成人:60〜90回/分
高齢者:50〜70回/分

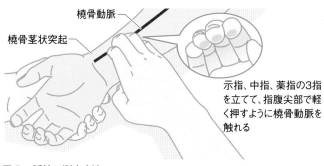

橈骨動脈
橈骨茎状突起

示指、中指、薬指の3指を立てて、指腹尖部で軽く押すように橈骨動脈を触れる

図5　脈拍の測定方法

 One Point Lesson 　大変! リズムが乱れてる……

　脈拍にリズムの不整があった場合は心拍も同時に測定しましょう。脈拍と心拍のリズムが一致しているかを調べます。心拍の聴取によって病的リズムを聴取した場合は速やかに医師に報告し、心電図などの検査を行う必要があります。数を測定する場合は左右片方ずつ行い、脈拍数と心拍数の両方を記録しましょう。

に測定しましょう。血管に異常がある場合、皮膚色の変化や冷感がある場合も多いので合わせて観察を行うことが大切です。

血圧測定

 ## 血圧はいつ測るの?

血圧とは、心臓から送り出された血液が血管の壁を押し広げるときの圧力のことです。血圧はさまざまな要因で容易に変動します。たとえば、運動・食事・入浴・ストレスなどがあります（**表1**）。これらの変動要因はできるだけ取り除いて測定するようにしましょう。また、取り除くことができない要因については、変動要因が影響していることを踏まえて測定値のアセスメントを行いましょう。

 ## 血圧は聴診法と触診法、どちらで測るの?

日常的に行う血圧の測定方法には聴診法と触診法があります（**表2**）。

ぐんぐん↑ポイント
血圧の定義
血圧＝心拍出量×末梢血管抵抗

表1　血圧の生理的な変動要因

①運動・入浴・食事など	代謝が亢進することによって血圧が上昇する。入浴の場合はお湯の刺激による血管の拡張と収縮による血圧の変動も起こる
②ストレス・精神的興奮など	交感神経が刺激されることによって血圧が上昇する。痛みによっても交感神経は刺激されるため、傷のある患者の測定の際には、それを踏まえたアセスメントを行う
③体位	収縮期血圧は「立位＜座位＜臥位」と体位によって変化する。立位のとき、最も収縮期血圧が低下するのは、重力の影響で血液が下肢に貯留し、静脈への血液の環流が悪くなり、心拍出量が減少するためである
④気温	気温が高くなると血管は拡張し、血圧は下がる。逆に気温が低くなると血管が収縮して血圧は低くなる
⑤喫煙・飲酒・コーヒーなどの摂取	ニコチンやアルコール、カフェインなどは血管の拡張と収縮にかかわり、血圧を変動させる
⑥時間	血圧は1日のなかでも変動する。交感神経が優位になる日中には血圧は上昇し、夜間は副交感神経が優位になるため血圧が低下する

表2　血圧の測定方法

測定方法	特徴
聴診法	・聴診器を使用してコロトコフ音を聞き取る方法 ・収縮期血圧と拡張期血圧の両方を測定でき、日常的に使用されている
触診法	・聴診器を使用せず、脈拍を触れることで収縮期血圧を測定する方法 ・収縮期血圧しか測定できない ・聴診器が必要なく、短時間で測定できるため緊急時に使用されることも多い ・初診の患者の収縮期血圧を把握するためにも使用される

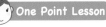 **One Point Lesson**　自動血圧計を使用する？　使用しない？

最近は自動血圧計が多くの場面で使用されるようになりました。自動血圧計は簡単に誰でも使用できるため、患者の家庭での自己管理に大変役立っています。病院で使用する場合も多いのですが、血圧が低い場合や不整脈がある場合には、正確に測定できないことがあることを知っておく必要があります。その場合は聴診法や触診法で、手動血圧計を使って測定しましょう。

マンシェットの幅はどのくらいがちょうどいいの?

　実はマンシェットを選ぶときに大切なのはマンシェットの幅、というよりは中に入っているゴム嚢の幅です。ゴム嚢の幅は広すぎると圧迫圧が低下し、測定値が低くなります。逆に狭すぎると圧迫圧が上昇し、測定値が高くなってしまいます。ゴム嚢の幅が上腕周囲の40%程度になるものを選択しましょう。

マンシェットはどうやって巻くの?

　マンシェットは患者の肘関節から2〜3cm程度上に巻く必要があります。肘関節にマンシェットがかかってしまうと上腕動脈の圧迫が均等にならず正しく測定できません。また、チェストピースを当てる際にもマンシェットが触れてしまいますので、正しい位置に巻きましょう。

　また、巻き具合はきつくても緩くても正確な測定はできません。マンシェットと腕の間は指が2本程度入る適度なゆるみをもたせて巻きましょう。緩く巻くと血流を遮断するために正しく巻いたときよりも多く加圧しなければならないので、測定値は高くなります。逆にきつく巻きすぎると、加圧前から上腕に圧がかかり緊張した状態になるため、測定値が低くなります。

ぐんぐんポイント
血圧計のメンテナンス
血圧計は消耗品である。カフやネジ、ゴムなどは劣化する。使用前の点検はもちろんのこと、添付文書に書かれている部品の手入れ・交換を行い、測定の精度を保つ。

ぐんぐんポイント
ゴム嚢の幅と長さ

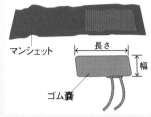

図6　ゴム嚢の幅と長さ

ぐんぐんポイント
血圧測定を行う部位
血圧測定を行う際、一般的には左右どちらかの上腕動脈で測定する。これは測定のしやすさと、体位が異なる場合でも心臓の高さと同じになり、測定値に影響を与えにくいからである。

ぐんぐんポイント
血圧の基準値

表3　成人の血圧値の分類（JSH2019）

分　類	診察室血圧 (mmHg)			家庭血圧 (mmHg)		
	収縮期血圧		拡張期血圧	収縮期血圧		拡張期血圧
正常血圧	＜120	かつ	＜80	＜115	かつ	＜75
正常高値血圧	120-129	かつ	＜80	115-124	かつ	＜75
高値血圧	130-139	かつ/または	80-89	125-134	かつ/または	75-84
Ⅰ度高血圧	140-159	かつ/または	90-99	135-144	かつ/または	85-89
Ⅱ度高血圧	160-179	かつ/または	100-109	145-159	かつ/または	90-99
Ⅲ度高血圧	≧180	かつ/または	≧110	≧160	かつ/または	≧100
(孤立性)収縮期高血圧	≧140	かつ	＜90	≧135	かつ	＜85

（日本高血圧学会高血圧治療ガイドライン作成委員会編：高血圧治療ガイドライン2019より許諾を得て転載）

 One Point Lesson コロトコフ音が消えた? また聞こえ出した?

　いろいろな方に血圧測定を行っているとコロトコフ音が一度消え、しばらく減圧を続けるとまた聞こえ始めることがあります。これは聴診間隙といいます。この場合、一度聞こえなくなってからも減圧を続け、次に聞こえた音が消失した値を拡張期血圧として記録します。

呼吸の測定

呼吸の測定って何をするの?

　呼吸の測定と聞いていちばんはじめに思いつくのは呼吸数だと思います。しかし、ほかにも呼吸のリズムや呼吸の深さも観察します。これらを観察することで息を吸ったり吐いたりする動作を知ることができます。加えて、呼吸困難やチアノーゼなどの有無を観察し、酸素がきちんと身体に取り込めているかどうかを確認することも大切です。また、呼吸には生理的な変動要因があることも考慮する必要があります（**表4**）。

呼吸の観察はいつ行うの?

　呼吸は自分で周期をかえることができます。そのため、患者が呼吸を測定していることを意識すると呼吸の周期が変化してしまうことがあります。脈拍を測定した後そのまま胸郭や腹壁の動きを観察し、呼吸数やリズムを測定するとよいでしょう。

ぐんぐんポイント
呼吸数の基準値（1分間）
新生児：40〜50回
乳児から学童：20〜40回
成人：12〜20回

表4　呼吸の生理的な変動要因

①運動	運動することによって酸素の必要量が増すことで呼吸数が増加する
②体位	仰臥位よりも立位や座位のほうが、横隔膜が重力の影響で下がるため呼吸が深くなる
③体型	肥満の人は脂肪によって胸郭の動きが妨げられるため呼吸が浅くなる

 One Point Lesson パルスオキシメータ

　動脈血酸素分圧（PaO_2）が60Torr以下に低下した患者は、呼吸不全状態にあるといえます。PaO_2を測定する方法には侵襲的な方法と非侵襲的な方法がありますが、普段の測定では非侵襲的な方法であるパルスオキシメータが使用されます（**図7**）。パルスオキシメータは血中の酸素飽和度（SpO_2）を測定します。SpO_2は90％以下で呼吸不全となりますが、これは酸素飽和度と動脈血酸素分圧が相関関係にあり、SpO_2が90％以下のときPaO_2が60Torr以下になるためです。

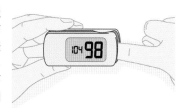

図7　パルスオキシメータ

chapter 2 病床の整備

環境整備の基本知識

　患者の入院生活をみると、学生がいる実習中の時間帯よりも、それ以外の時間帯のほうが患者の入院生活は長いですね。自分がいる時間の患者の様子をみるためにも、環境整備は必要です。

患者の環境整備では、何をみたらよい?

観察に不十分な視点
・患者が寝ているため、気兼ねして表面的にしかみていない。
・バイタルサインなどの測定で手一杯で、その他の観察をする余裕がない。
・医療器具の構造や機能を理解して使用していない。
・危険の予知についての理解が不十分である。

観察に必要な視点
①安全であるかどうか。
②患者の現在の状況に合っているかどうか。
③清潔であるかどうか。
④物品は十分であるかどうか。
　以上の視点で、患者の環境を観察してください。
　図1はある患者のベッド周囲の環境です。上記の①〜④の視点で、観察に必要なポイントと内容を考えてみてください。環境整備の改善点は、**図2**のようになります。

表1　一般病床と療養病床の主な構造設備基準

	一般病床		療養病床
	病院	診療所	
患者1人あたりの病室の床面積（内法）	6.4m²以上	1人部屋：6.3m²以上 2人部屋以上：4.3m²以上	6.4m²以上
廊下幅（内法）	片側居室：1.8m以上 両側居室：2.1m以上	片側居室：1.2m以上 両側居室：1.6m以上	片側居室：1.8m以上 両側居室：2.7m以上
必要施設	各科専門の診察室 手術室、処置室 臨床検査室 X線装置、調剤室 給食施設、分娩室 新生児の入浴施設 消毒施設、洗濯施設 消火用の機械または器具	消火用の機械または器具	一般病床の施設に加え、機能訓練室、談話室、食堂、浴室など
	病院：20床以上の入院施設を備える	診療所：19床以下	

悪い例

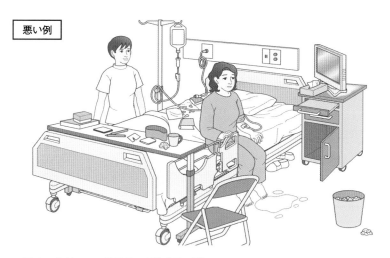

図1　患者のベッド周囲の環境（悪い例）
（藤本真記子ほか：看護技術がみえる vol.1、基礎看護技術、メデイックメディア、2014 より改変）

よい例

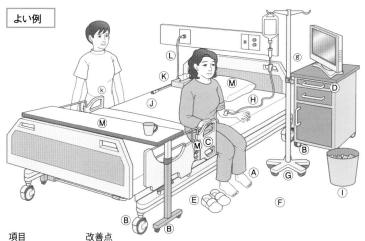

項目	改善点
ベッドの高さ	Ⓐ端座位で足底が床につく
ストッパー	Ⓑベッドやベッドテーブル、床頭台のストッパーは必ずかける。キャスターは引っかけないように内側に向ける
ベッド柵	Ⓒ患者の状態に応じて柵を用いる
床頭台	Ⓓ床頭台のテーブルは患者が手をついて転倒するおそれがあるため、しまっておく
履物	Ⓔ患者が出入りする側に履きやすいように揃える
床	Ⓕ濡れている場合はただちに拭き取る
点滴スタンド	Ⓖ移動する患者の場合は出入りする側に置く
輸液ルート、ドレーン	Ⓗ各種ルートが絡まったり、挟まったりしていないか確認する
出入りに邪魔な物	Ⓘ患者が出入りする場所に不要な物は置かない
褥瘡予防	Ⓙシーツのシワは伸ばす。定期的にシーツ類の掃除と交換を行う
物の配置	Ⓚ患者の手が届くところに置く（例：ナースコール、ティッシュペーパー、ガーグベースン、リモコンなど）
破損の有無	Ⓛ例：ナースコールの断線がないか確認する
汚染の有無	Ⓜシーツは汚れていない。ベッドテーブル、手すりなど患者がよく触れるところは除菌クロスなどで拭く

図2　患者のベッド周囲の環境（よい例、改善点）
（藤本真記子ほか：看護技術がみえる vol.1、基礎看護技術、メデイックメディア、2014 より改変）

ぐんぐん↑ポイント

ヒートショック

屋内の居住空間の温度差によって細胞がストレスに曝露された結果、熱ショックタンパク質が発現することにより、血圧変動が失神や心筋梗塞、脳梗塞を引き起こす。病室と浴室、トイレなどとの温度差を是正する必要がある。

ぐんぐん↑ポイント

療養環境に求められる照度基準（JIS）

待合室・面会室：200ルクス (lx)
ベッドの読書：300ルクス
昼間の病室：100ルクス
浴室・洗面所・トイレ：200ルクス
病棟・外来の廊下：200ルクス
深夜の病室および廊下：5ルクス

chapter
2

病床の整備

ベッドメーキング

基礎知識

●就床患者のシーツ交換（図３）

①所要時間などを患者に説明し、状態や排泄の有無を確認します。

②交換するリネン（下シーツ、横シーツ）、タオルケット、ベッドブラシ、粘着テープ付きローラー、ランドリーバッグなど必要物品を準備します。

③作業環境を整えます。マスク、手袋、エプロンを着用し、患者にもマスクを着用させます。ベッドを固定し、床頭台やいすを動かし、作業空間をつくります。

④上掛け（スプレッド、毛布、上シーツ）を外し、タオルケットを掛けます。

⑤マットレスの下に入れ込んでいたリネンを、頭側から足元に向かって振動を与えないように引き出します。そのとき、マットレスを上げすぎないようにします。とくに頭部は、思った以上に不快感を与えてしまいます。

⑥患者を側臥位にし、患者の身体をベッドの中央線より向こう側に寄せます。ベッド柵を上げ、患者に柵を把持してもらいます（ⓐ）。側臥位になれない場合は、仰臥位のまま移動させます。

⑦交換する防水シーツ、下シーツを、それぞれ手前から患者に向かって、汚れた面を内側にして棒状に丸めながら、患者の身体の下側に入れます（ⓑ）。

⑧マットレスパッドとマットレスのほこりを粘着テープ付きローラーで取り除きます（ⓒ）。

＊防水シーツを交換しない場合は、粘着テープ付きローラーでほこりを取り除き、患者の身体に掛けておきます。

⑨新しい下シーツの中央線をマットレスの中央線に合わせて手前側半分を広げます（ⓓ）。反対側は扇子折りにして患者に身体の下に押し入れます。ベッドの角は三角コーナーをつくります。

⑩新しい防水シーツの中央線をマットレスの中央線に合わせて手前側半分を広げ、反対側は扇子折りにして患者の身体の下に押し込みます（ⓔ）。

＊防水シーツを交換しない場合は、防水シーツを元に戻します。防水シーツの手前側をマットレスの下に入れます。

⑪患者を看護師側に向けた側臥位にします。側臥位になれない場合は、仰臥位のまま移動させます。看護師側のベッド柵をあげます。

⑫ベッドの反対側にまわり、交換する下シーツ、防水シーツを丸めながら取り除く（ⓖ）。

⑬患者の身体に下にある下シーツ、防水シーツを手前に引き出し、

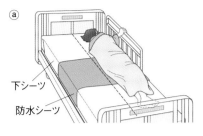

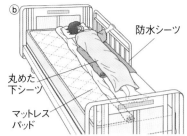

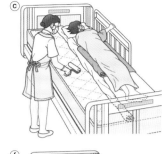

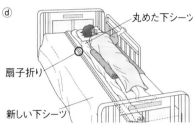

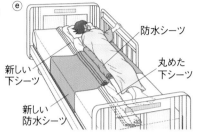

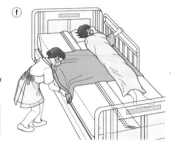

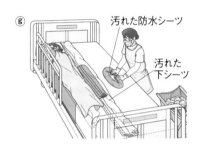

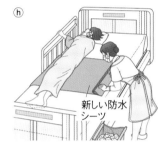

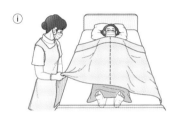

図3　就床患者のシーツ交換

シワができないよう敷き、ベッド角は三角コーナーにつくります（ⓗ）。

⑭患者を中央に整えて、休ませます（ⓘ）。

⑮上シーツを掛け、足元はベッドの角を四角につくります。毛布、スプレッドを掛けて足元、襟元を整えます。

⑯患者の状態を確認します。

 ## シーツ交換の重要性とは？

シーツ交換は、汚染したシーツの交換という意味だけでなく、ベッド内の換気の面でも重要です。

ベッド内の温度・湿度は、患者の不感蒸泄、体温、発汗などにより温度・湿度が上昇するため、不快感、細菌の繁殖、感染の原因となります。

自力で体動が困難な患者は、ベッド内の熱や湿度を逃すことが難しいため、シーツ交換がより重要です。掛け布団をはぐ、枕をはたくなどしてベッド内の換気を行うことも大切です。

ぐんぐん↑ポイント

シーツ交換の重要性

終日臥床している患者のシーツは健康な人の3倍汚染される可能性があるとされる。遠藤らの研究でも臥床患者のシーツを細菌学的に考察した結果、4日目から飛躍的に増加がみられた。その結果3日ごとのシーツ交換が望ましいとされた。
（遠藤真由美ほか：ベッド上生活患者のシーツの汚染度、看護学雑誌、3(10):981～987、1989)

シーツ交換はいつするの?

新しい患者の入院準備時に行います。また、排泄物や血液などで汚染されたときには、シーツ交換をすぐに行い、患者の環境を維持・改善していきます。

| 基礎知識 |

●三角のつくり方

入院中の患者にとってベッドは、治療を受ける場でもあり、生活の場でもあります。そのベッド上の環境を整えることは看護の基本です。寝返りなどの体動に対して崩れにくく整っている必要があります。その方法の1つとして、マットレスの角を三角にします（図4）。

マットレスの角を三角にするのはなぜ?

シーツを垂らした状態で角をつくると、シーツ1枚分の重なりしかできないため、崩れやすくなります。そのため角を三角につくります。すると、3枚分の重なりあった部分ができて、シーツの繊維が直角に重なるため、引き合う力が分散してシーツが崩れにくくなります（図5）。

シーツをマットレスの下に入れるときの手の向きは?

シーツをマットレスの下に入れ込む際は、手は下向きに入れます。手背を下にして入れ込むと、ベッドの枠などで手を傷つけるおそれがあります。また、手の平は汗をかいていることが多いので、逆手でマットレスの下に手を入れると、シーツが手の平にくっついて、手を抜いたときにシーツも一緒に外れてしまうことがあります。マットレスに手を入れる際は、常に順手で行いましょう。

シーツのシワはなくす?

褥瘡予防のために、シワがないようにシーツを敷きます。シワは皮膚に捩れ（ズレ）を生み、ズレの生じている皮膚では血管が引き伸ばされるため、通常の1/2〜1/6の圧迫で褥瘡ができてしまいます（日本皮膚科学会：皮膚科Q&A）。

褥瘡予防のために各種の体圧分散マットレスを使用します（表2）。しかし、この体圧分散マットレスにシーツを敷く場合は、注意点があります。シーツを強く張るように敷くと、身体が沈み込ま

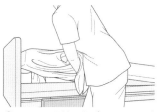

①マットレスを持ち上げ、ベッドの頭部側にシーツをマットレスの下に入れる

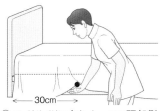

②ベッドサイドに立ち、シーツの頭部側から30cmの位置をつかむ

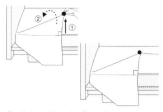

③垂直に持ち上げ、三角形をつくり、ベッドの上に置く

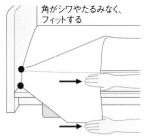

角がシワやたるみなく、フィットする

④両手で、シーツの頭部側のシーツ縁がベッドの側面と垂直になるよう位置を調整し、シーツを水平に引く

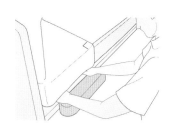

⑤両手で（手背が上）、シーツの垂れ部分をマットレスの下に入れる

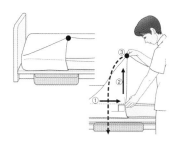

⑥左手でマットレス上縁部分のシーツを押さえながら、右手でシーツの頂点（●の部分）をつかみ、ベッドサイドに下ろす

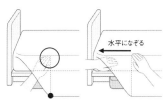

水平になぞる

⑦マットレス上縁部分のシーツを左手で水平になぞり、シーツに折り目をつける

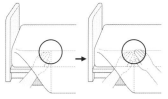

Point：左手で押さえていたシーツを、下ろしたシーツの上から右手で押さえると、形が崩れにくい

●手の向き

マットレスの下に手を入れる場合は、必ず手背が上になるようにする

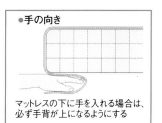

⑧両手で残りのシーツをマットレスの下に入れる

⑨反対側も同様につくる。シーツはマットレスに沿わせて、シワのないように伸ばして入れる

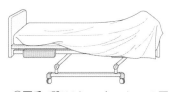

⑩シーツの側面をシワ、たるみがないようにマットレスの下に折り入れる

図4　三角のつくり方

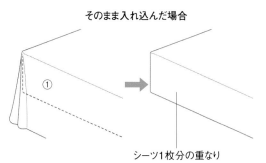

そのまま入れ込んだ場合

シーツ1枚分の重なり

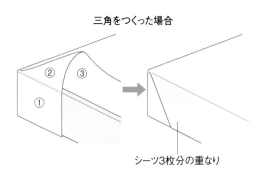

三角をつくった場合

シーツ3枚分の重なり

図5　三角の意味

表2　体圧分散マットレスの種類

	静止型		圧切替型
	ウレタンフォームマットレス	ラテックス（天然ゴム）マットレス、ゲルマットレス	エアマットレス
主な種類			
長所	・安定感があり、自力で体位変換が可能 ・低反発なものほど、体圧分散効果が高い	・安定感があり、自力で体位変換が可能 ・汚れを拭き取れる	・骨突出や体重などの個別性に応じた体圧調整が可能
短所	・骨突出や体重などの個別性に応じた体圧調整はできない ・時間の経過とともに劣化する ・水に弱く、洗濯できない	・骨突出や体重などの個別性に応じた体圧調整はできない ・十分な体圧分散効果を得るには厚みが必要だが、重くなる	・電源が必要 ・自力体位変換をするための安定感が得にくい

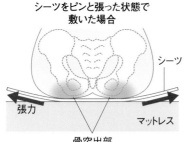

シーツをピンと張った状態で敷いた場合

シーツにゆとりがないと、接触面積が狭くなり、圧力が上昇。骨突出部への圧力が上昇する

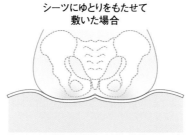

シーツにゆとりをもたせて敷いた場合

シーツにゆとりをもたせて敷いた場合、接触面積が広くなり、圧力が軽減し、骨突出部が沈みやすくなる

図6　シーツによるハンモック現象

ないため、骨突出部などの局所への接触面積が減少し、体圧分散マットレスの効果が低下するおそれがあります（**図6**）。そのため、大きなシワにならない程度（ルーズフィット）にゆとりを持たせてシーツを敷くようにしましょう。さらに、おむつの重ねあてや尿取りパッドの使用、厚手の創傷被覆材、これらは厚みが増すためやはり局所の圧力を上昇させてしまいます。

なるほど！ 簡単!! シーツのたたみ方・広げ方

　シーツのたたみ方・広げ方が苦手な方のために、巻末に模擬シーツを用意しました。解説に沿って模擬シーツをたたんでみてください。また、本の裏面に模擬マットレスがあります。1/8の状態にたたまれた模擬シーツの中心点を模擬マットレスの中心点に合わせてから、広げてみてください。

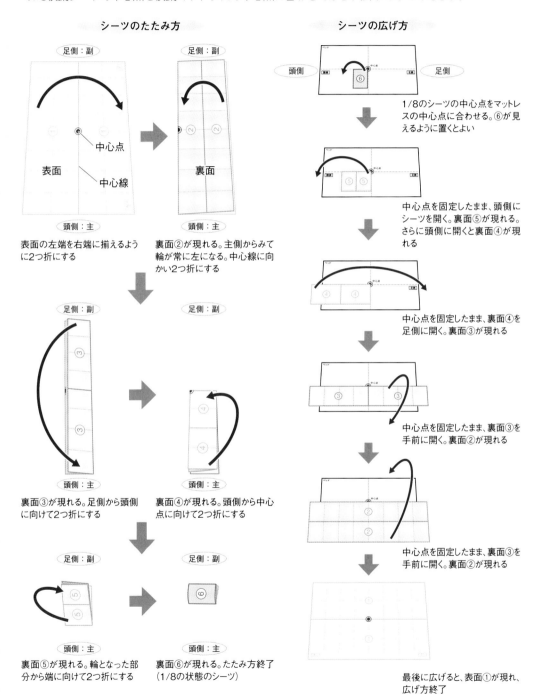

シーツのたたみ方

表面の左端を右端に揃えるように2つ折にする

裏面②が現れる。主側からみて輪が常に左になる。中心線に向かい2つ折にする

裏面③が現れる。足側から頭側に向けて2つ折にする

裏面④が現れる。頭側から中心点に向けて2つ折にする

裏面⑤が現れる。輪となった部分から端に向けて2つ折にする

裏面⑥が現れる。たたみ方終了（1/8の状態のシーツ）

シーツの広げ方

1/8のシーツの中心点をマットレスの中心点に合わせる。⑥が見えるように置くとよい

中心点を固定したまま、頭側にシーツを開く。裏面⑤が現れる。さらに頭側に開くと裏面④が現れる

中心点を固定したまま、裏面④を足側に開く。裏面③が現れる

中心点を固定したまま、裏面③を手前に開く。裏面②が現れる

中心点を固定したまま、裏面③を手前に開く。裏面②が現れる

最後に広げると、表面①が現れ、広げ方終了

図7　シーツのたたみ方と広げ方

chapter
2

病床の整備

chapter 3 栄養

食事摂取の基本知識

食事の意義とは?

　「食べる」という行為は、人間にとって喜びや生き甲斐の1つです。また、食事を介してコミュニケーションを円滑にすることもできますし、「食べる」という行為が脳の働きや消化管の働きを活発にさせます。しかし、何らかの原因で消化器系や脳神経系などの働きが障害され、食事摂取機能が変化したり、食行動が変化したりすることがあります。そのような場合でも、食事形態、食器や自助具などの工夫により個々のもっている能力を最大限に発揮できるよう食事環境を整える必要があります。自分の口から食物を摂取することが困難な場合でも、食べることへの意欲や喜びを引き出すことができるように個々に合った援助をすることが看護師として求められることといえるでしょう。

栄養状態のアセスメント

栄養のアセスメントとは?

　栄養アセスメントに用いる指標には、次のような項目があります。栄養指標や臨床指標を多角的に情報収集、観察して患者の栄養状態を判断する必要があります。

①身体計測：身長・体重・体格指数（BMI）・上腕周囲長（AC）・上腕三頭筋部皮下脂肪厚（TSF）・上腕筋囲長（AMC）など

A：体重減少率

　体重減少率は、最も大切な栄養指標であり、栄養アセスメントの基本になります。体重が長期にわたって徐々に減少しているのであれば、それほど問題にはなりませんが、短期間（2〜3週間）に減少していれば、たとえわずかな量であっても注意が必要です。

B：上腕三頭筋部皮下脂肪厚 (TSF)

　原則として非麻痺側で利き腕ではないほうの上腕三頭筋部（上腕の中点）の脂肪組織を軽くつまみ、アディポメーターやインサーテープという器具を使用して測定します（図1）。

> **ぐんぐん↑ポイント**
>
> **体重減少率の判定基準**
>
> 通常の体重に対する減少率（％）が次の場合に、栄養管理が必要である。
> ・1週間で1〜2％の減少
> ・1か月で5％以上の減少
> ・3か月で7.5％以上の減少
> ・6か月で10％以上の減少

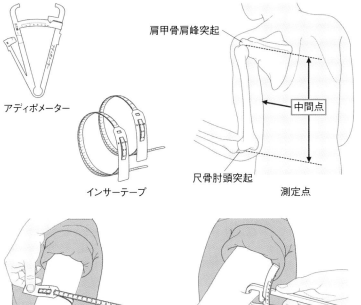

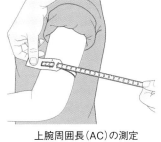

アディポメーター

インサーテープ

肩甲骨肩峰突起

中間点

尺骨肘頭突起

測定点

上腕周囲長（AC）の測定　　上腕三頭筋部皮下脂肪厚（TSF）の測定

図1　上腕周囲長（AC）と上腕三頭筋部皮下脂肪厚（TSF）の測定

C：上腕筋囲長（AMC）

　原則として非麻痺側で利き腕ではないほうの上腕の中点上を通る上腕周囲長（AC）をメジャーで測定し、次の式でAMCを算出します。

$$\text{AMC (cm)} = \text{AC (cm)} - \frac{\pi \times \text{TSF (mm)}}{10}$$

②**身体所見**：体型・皮膚の状態・浮腫の有無・腹水の有無など

③**血液検査データ**：血液検査データは、手術や外傷、感染症などの侵襲時には、値が大きく変動します。値のみをみて判断するのではなく、患者の状況からも判断し、解釈する必要があります。

- **血清タンパク質**：血清総タンパク質（TP）、血清アルブミン（Alb）、プレアルブミン（PA）
- **電解質**：血清カリウム（K）、血清ナトリウム（Na）、血清塩素（Cl）
- **腎機能**：血中尿素窒素（BUN）・血清クレアチニン（Cr）
- **肝機能**：アスパラギン酸アミノトランスフェラーゼ〔AST（GOT）〕・アラニンアミノトランスフェラーゼ〔ALT（GPT）〕
- **血液一般**：赤血球（RBC）・ヘモグロビン（Hb）・ヘマトクリット（Ht）・白血球（WBC）

ぐんぐん↑ポイント

AMCの判定基準

算出されたAMC値は、日本人の新身体計測基準値（JARD 2001）の標準値と比較して判定する。
・基準値：90％以上
・軽度の栄養障害：80％以上90％未満
・中等度の栄養障害：60％以上80％未満
・高度の栄養障害：60％未満

摂食・嚥下のアセスメント

嚥下機能とは?

　嚥下機能とは、食物を飲み込んで食道から胃へ送り込む機能です。嚥下機能の障害を見過ごしてしまうと、誤嚥性肺炎につながる危険性があります。とくに高齢者や脳血管障害の既往がある患者の場合には、注意が必要です。アセスメントを行い、咀嚼・嚥下に問題がある場合は、患者個々の状態にあった食形態を提供できるよう栄養部門と連携し、食事環境を整えることが大切です。

ぐんぐん↑ポイント

摂食・嚥下障害の原因
摂食・嚥下障害は、「器質的障害」と「機能的障害」に分けられる。

器質的障害の主な原因
①口腔・咽頭・食道の炎症
②口腔・咽頭・食道の腫瘍
③外部からの圧迫 (頸椎症など)

機能的障害の主な原因
①脳卒中
②頭部外傷
③脳腫瘍
④重症筋無力症
⑤筋ジストロフィー
⑥食道アカラシア
⑦摂食・嚥下にかかわる筋肉の廃用性萎縮

One Point Lesson　摂食・嚥下のメカニズム

　摂食・嚥下のアセスメントを行う際には、摂食・嚥下のメカニズムを理解する必要があります (**図2**)。
先行期：食べ物を認識する段階
準備期：食べ物を口の中に取り込み、咀嚼し、食塊を形成する段階
口腔期：食塊を舌によって口腔から咽頭へ送り込む段階
咽頭期：食塊を嚥下反射により食道へ送り込む段階
食道期：食塊を胃まで送り込む段階

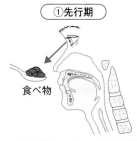

①先行期
食べ物

食物を認識し、食べる準備を開始

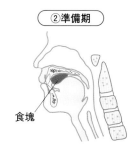

②準備期
食塊

食物を咀嚼し、食塊を形成

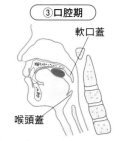

③口腔期
軟口蓋
喉頭蓋

舌の運動により食塊を咽頭へ送る

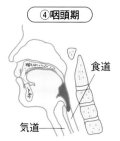

④咽頭期
食道
気道

嚥下反射により食塊を食道に送る

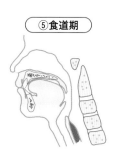

⑤食道期

食塊が胃に運ばれる

図2　摂食・嚥下のメカニズム

嚥下機能の状態の評価は、どのように行うの?

①意識レベル

JCS（Japan coma scale）などを用いて、意識レベルを把握します。

②摂食状態

嚥下障害を疑う症状には、①口からの食べこぼし、②むせ、③咳嗽、④湿性嗄声、⑤食事時間の延長、⑥食物の口腔内残留、⑦食物のつかえ感、停滞感などがあります。摂食状態を観察したり、患者・家族に問診したりして、これらの症状が出現していないかどうか確認しましょう。

③神経検査

口唇の動き、舌の動き、咽頭の状態、咽頭・軟口蓋反射の状態などをみます。これらは、嚥下に関与している神経が正常に機能しているかどうかを把握するために行います。

④構音障害の有無

構音の働きには、嚥下の働きと同じ器官（下顎、口唇、舌、軟口蓋など）と神経（三叉神経、舌咽神経、迷走神経）などが関与しているため、構音障害があると嚥下障害も起きていることがあります。

構音障害には、①母音・子音の発声が不明瞭、②嗄声、③鼻にかかった声、④声の大きさや高さが一様になる、⑤会話中に話す速度やリズムが乱れるなどがあります。

⑤水飲みテスト

小さじ1杯程度の水を飲んでもらい、嚥下やむせの状態をみるテストです。

⑥精査

嚥下の状態をX線透視下でみる嚥下造影検査（VF）やファイバースコープでみる嚥下内視鏡検査（VE）などがあります。

嚥下訓練とは?

嚥下訓練を行うことによって、誤嚥や窒息の危険性を少しでも軽減させながら、安全に経口摂取ができ、患者にとっての食べる楽しみを得ることや生活の質を向上することを目的としています。

嚥下訓練には、間接訓練と直接訓練があります。

間接訓練とは、食物を使わずに嚥下機能の改善を図る訓練です。「アイシング」、「構音訓練」、「舌・口腔周囲筋群の運動」などがあります（図3）。

実際に食行動を行うなどの直接訓練は、誤嚥性肺炎を起こす危険性があるので、全身状態が安定している、嚥下反射が起こる、舌運動・咽頭運動の著しい低下がない、などを満たす患者に行います。

嚥下反射
食塊の刺激情報が、口腔・咽頭の受容器から三叉神経・舌咽神経・迷走神経を介して中枢である延髄に伝わり、嚥下運動の指令が、舌咽神経・迷走神経を介して伝わる。

chapter 3

栄養

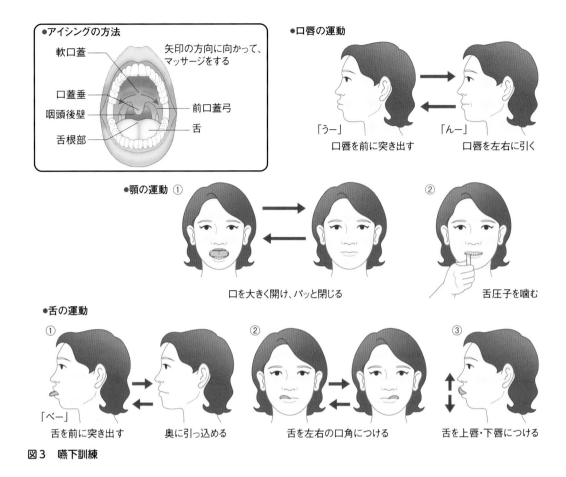

●アイシングの方法

軟口蓋
口蓋垂
咽頭後壁
舌根部
前口蓋弓
舌

矢印の方向に向かって、マッサージをする

●口唇の運動

「うー」
口唇を前に突き出す

「んー」
口唇を左右に引く

●顎の運動　①

口を大きく開け、パッと閉じる

②

舌圧子を噛む

●舌の運動

①
「ベー」
舌を前に突き出す
奥に引っ込める

②
舌を左右の口角につける

③
舌を上唇・下唇につける

図3　嚥下訓練

食事の援助（経口栄養法）

食事を楽しめる環境とは？

①ベッド周囲

　病室で食事を摂取する場合、食事にふさわしい環境に整えることが基本です。尿器やポータブルトイレなどが近くにあっては、食事をおいしく食べることができません。目に入らないところに片づけましょう。また、ベッドテーブルの上を片づけて、きれいに拭くことも必要です。

　認知機能に障害がある患者では、注意力が散漫になり、食事に集中できなくなる可能性があるので、テレビを消すなどの工夫をし、環境を整えましょう。

　移動が可能であれば、デイルームなどで食事をすると気分転換にもなってよいでしょう。

②排泄物の除去、排泄誘導

　ベッドサイドで排泄をする患者の場合、尿器やポータブルトイレ

の中に排泄物が残ったままだと臭気が病室に充満することがあります。排泄物を片づけて、換気をしましょう。

　トイレまで移動が可能な患者は食事前に排尿、排便を済ませておくことも食事をおいしく食べる準備として必要です。

 ## 食事をするための体位とは?

①車いすに座って摂取するとき
　麻痺のある患者では、麻痺側に身体が傾きやすいため、枕やクッション、タオルなどを置いて身体を保持できるように整えましょう。

②ベッドの背もたれを起こして摂取するとき
　頸部が伸展していると、気管が開いて誤嚥しやすくなります。誤嚥を防ぐために、食事の際はベッドを30〜60度、できれば80度まで挙上させます。ベッドを挙上すると、重力を利用して食物を奥へ送ることができるからです。後頸部には枕を置いて頸部をやや前屈させます（**図4**）。頸部を前屈させると気管が閉じやすくなるので、誤嚥しにくくなります。しかし、過度に前屈しすぎると、逆に嚥下しにくくなるので注意しましょう。

③仰臥位で摂取するとき
　治療上、仰臥位を保持する必要があり、食事を仰臥位で摂らなければならないことがあります。仰臥位で食事をする場合は、患者は食事が見えにくいので、工夫を忘れてはいけません。

　患者に献立を見せながら説明し、食べやすい位置に食膳を置きます。必要時、鏡を使用すると食物が見えて残量もわかるため、1人で摂取することも可能となります。主食をおにぎりやパンにするなど形態を工夫して患者が摂取しやすい配慮をしましょう。お茶や汁物は、吸い飲みかストローを使って摂取してもらいましょう。

　仰臥位での食事は疲れやすいものです。自分で食べられる患者でも、様子をみて必要ならば介助をしましょう。

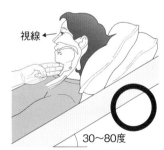

視線

○ 30〜80度

ベッドアップの角度を30〜80度にし、後頭部から頸部にかけて枕を当てて、ややうつむいた姿勢をとり、視線が斜め下を向くようにする

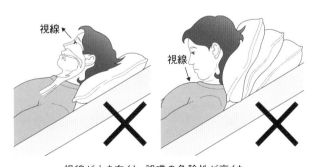

視線

×

視線

×

視線が上を向くと、誤嚥の危険性が高くなる。一方、前屈しすぎて視線が胸元に向くと嚥下しにくくなる

図4　頸部の伸展と誤嚥の関係

食前の口腔ケアの必要性とは?

嚥下障害のある患者は誤嚥のリスクが高いうえ、唾液をうまく嚥下できないために、口腔内は細菌が繁殖しやすい状態になっています。そのような状態で誤嚥すると、細菌が気管に入って誤嚥性肺炎を起こしてしまいます。そのため、食事前に口腔ケアを行っておくことが大切です。口腔内を清潔にしておくと、万一、誤嚥しても誤嚥性肺炎を起こすリスクが低くなります。

また、事前に口腔ケアを実施することによって嚥下反射が誘発されるので、嚥下しやすくなります。必要な患者には入れ歯をつけましょう。

 ## 看護師が介助する位置での注意点は?

横から介助をする場合、患者より高い位置から介助をすると患者は上を向くことになり、頸部が伸展し、気管が開いて誤嚥しやすくなります。患者と目線を合わせ、やや低めから介助すると自然に頸部が前屈することになり、誤嚥を防ぐことになります（図5）。

 ## 麻痺のある患者への食事介助で気をつけることは?

片麻痺のある患者に食事介助をする場合は、患者の健側に位置して、健側の口元に食物を運びます。麻痺側の口元から食物を入れると、口腔内に食物が残りやすく、誤嚥しやすくなります。

また、片麻痺のある患者は麻痺側に倒れやすいため、麻痺側に枕やクッションを入れて体位を保持できるようにしましょう。

 ## 食事介助の進め方で気をつけることは?

患者の状態や状況により食事介助が必要なときは、患者の食べるペースに合わせて介助することが大切です。食物が口の中に残って

患者より低い

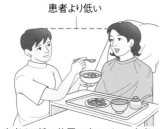

患者より低い位置に座ることで、患者は自然に頸部軽度前屈位になる

患者の頸部が伸展して、誤嚥しやすい

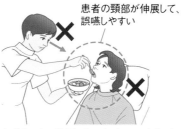

患者より高い位置からの介助では、患者が見上げるかたちになり、誤嚥しやすい

図5　看護師の食事介助する位置

いるときにせかすように介助を進めると、むせてしまいますし、ゆっくり食事ができません。嚥下の状況を確認しながら、患者のペースに合わせて口腔内に食物が残っていないことを確認してから、次の一口を進めましょう。

また、嚥下障害のある患者の食事中に話しかけると、患者はそれに答えようとしてむせる原因になるので、食事に集中できるよう配慮しましょう。

ぐんぐん↑ポイント
視力障害がある患者の場合
視力障害がある患者の配膳をするときは、同じ食器を同じ位置に毎回置き、配膳した食器に触れて位置を確認してもらう。トレーを時計の文字盤に見立てて説明をし、場所の確認をしてもらうとイメージしやすくなる。

誤嚥の徴候とは?

誤嚥の徴候は、むせ、咳、喘鳴、湿性咳嗽(ガラガラ声)、発熱、酸素飽和度(SpO_2)の低下、などです。代表的な徴候はむせですが、むせが現れないこともあるため、バイタルサインの観察はしっかり行い、誤嚥の徴候を見逃さないようにしましょう。

食後の口腔ケアはどのように行いますか?

食後は口腔内の観察を行い、食物残渣がないか観察しましょう。自力で口腔ケアができない患者に対しては、介助が必要です。歯ブラシやスポンジブラシを使用して、口腔内を清潔に保ちましょう。食物が残ったままの状態にしておくと、誤嚥をした場合に誤嚥性肺炎を引き起こす原因になります。

義歯を装着している患者の場合は、義歯を外し、口唇を広げて歯と歯の間や歯と歯茎の境目に食物残渣がないか観察をし、口腔内の清潔を保ちましょう。

食後の体位はどのようにしますか?

食事摂取後30分〜1時間程度は、逆流による誤嚥性肺炎を予防するために上半身を挙上した姿勢(座位もしくは45度以上の姿勢)を保持します。その後、患者が楽な姿勢を整えましょう。

食事量の観察のポイントは?

食後は患者の食事摂取量を観察しましょう。量だけではなく、摂取が進まなかった場合や食べこぼしにより摂取が十分にできなかった場合は、その要因となったことをアセスメントし、食事が摂取できる工夫をすることが必要です。

経腸栄養法（経鼻法）

基礎知識

●経腸栄養法の種類

　経口摂取ができない患者には、栄養療法を実施します。栄養療法は、経腸栄養法と経静脈栄養法に大別され、それぞれいくつかの投与ルートがあり、患者の状況や病態によって選択、実施されます（図6）。

①経腸栄養法

　腸管の機能を使う栄養法。大きな意味では、経口摂取も経腸栄養療法の1つです。チューブを使って栄養剤を注入する方法を「経管栄養法」といい、チューブの挿入ルートによって、「経鼻法」と「経瘻孔法」に分かれます。

A：経鼻法

　鼻腔からチューブを挿入し、チューブの先端を胃、十二指腸、空腸に留置して栄養剤を注入する方法。それぞれ、「経鼻胃管栄養法」、「経鼻十二指腸栄養法」、「経鼻空腸栄養法」といいます。チューブの先端を、十二指腸や空腸に留置したほうが、栄養剤の逆流による誤嚥性肺炎の危険性が低くなります。

B：経瘻孔法

　胃や空腸に造設した瘻孔にチューブを挿入して栄養剤を注入する方法。それぞれ、「胃瘻」「空腸瘻」といいます。胃瘻は、内視鏡を使って短時間で造設できる「経皮内視鏡的胃瘻造設術（PEG）」が普及しています。

②経静脈栄養法

　静脈にカテーテルを留置して輸液剤を投与する栄養法。

A：末梢静脈栄養法（2週間程度の投与の場合に適応）

　末梢静脈に低濃度の輸液剤を投与する方法。

B：中心静脈栄養法（2週間以上の投与が必要となった場合に適応）

　中心静脈に高濃度の輸液剤を投与する方法。生命維持に必要なすべての栄養素とエネルギーを投与することができま

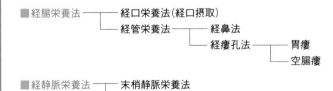

図6　栄養法の種類

ぐんぐん↑ポイント

NST（Nutrition Support Team）
栄養サポートチーム。NSTは、医師、看護師、薬剤師、管理栄養士、検査技師、療法士などが一緒になって、患者に適切な栄養管理を行うチームである。

● 経腸栄養法の選択

経腸栄養法は、腸管の機能を使用する生理的な栄養法であるために、腸管の機能が正常に保たれ、バクテリアルトランスロケーション（腸管内細菌が粘膜バリアを通過して、体内に移行する状態）の回避され、免疫機能が維持されるなどのメリットがあります。

一方、経静脈栄養法は、消化管を経由しないために、①消化管の機能や免疫能が低下する、②代謝合併症が起こりやすい、などのデメリットがあります。

こうしたことから、腸管の機能があれば、経腸栄養法を選択することが原則です（図7）。経静脈栄養法を施行していても、腸管機能が回復すれば経腸栄養法に変更します。

● 経腸栄養剤の種類

経腸栄養剤は、原材料から天然濃厚流動食と人工濃厚流動食とに分類されます。また、人工濃厚流動食は、成分栄養剤、消化態栄養剤、半消化態栄養剤に分けられます（表1）。

ぐんぐん↑ポイント

経腸栄養法のメリット
①腸管粘膜の維持（腸管粘膜の萎縮の予防）
②免疫能の維持、バクテリアルトランスロケーションの回避
③代謝反応の亢進の抑制され、侵襲からの早期回復が期待される
④胆汁うっ滞の回避
⑤消化管の生理機能の維持（腸蠕動運動、消化管ホルモン分泌）
⑥中心静脈栄養法に比べてカテーテル敗血症などの併発が少ない
⑦長期間の管理が容易にできる
⑧栄養管理上のコストが安い

chapter **3**

栄養

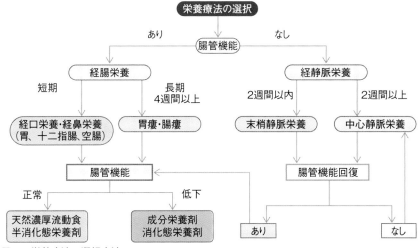

図7　栄養療法の選択方法

表1　経腸栄養剤の種類

	人工濃厚流動食			天然濃厚流動食
	成分栄養剤	消化態栄養剤	半消化態栄養剤	
栄養素の消化状態	消化された状態で配合	ほぼ消化された状態で配合	ある程度消化された状態で配合	消化されていない状態で配合
消化機能	必要なし	一部必要	一部必要	必要
吸収機能	必要	必要	必要	必要
性状	粉末	粉末／液体	粉末／液体	液体
分類	医薬品	医薬品	医薬品／食品	食品
適切な栄養チューブのサイズ	5 Fr	8 Fr	8〜12Fr	12Fr以上

経鼻胃管栄養チューブを挿入する前に行うことは?

経鼻胃管栄養を行う際は、チューブが胃へ到達するまでの長さを測り、挿入します。挿入後はチューブに印をつけて固定をし、記録を残しておく必要があります。

挿入するチューブが短ければ、胃まで届かず、栄養剤が逆流し、誤嚥のおそれがあります。長ければ、チューブ先端が胃壁に当たり、出血や穿孔を起こす危険性があります。成人の場合、45〜55cmにプラス10cmの長さを挿入します（**図8**）。

経鼻胃管栄養チューブ挿入時の注意点とは?

チューブを挿入するときは、座位または30〜45度くらいのファーラー位とし、頸部は前屈します。仰臥位では、誤って気管に挿入する危険性が高くなるからです。挿入時は、声かけをしながら唾液を飲み込むように促し、嚥下に合わせてチューブを進めていきます（**図9**）。

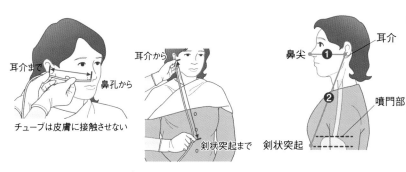

❶+❷（45〜55）+10cm
チューブの先端が胃泡内ではなく、胃液中に達するように（55〜65cm）

剣状突起の下部末端は、噴門部より下側の胃体部 1/4〜1/3 の高さに相当

図8　経鼻胃管栄養チューブの長さの確認

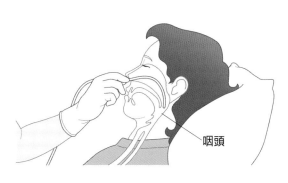

咽頭

図9　経鼻胃管栄養チューブの挿入方法

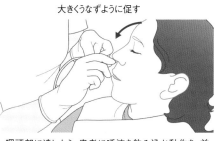

大きくうなずように促す

咽頭部に達したら、患者に唾液を飲み込む動作を、首を振りながら行うように促し、その動作に合わせて押し進めていく

経鼻胃管栄養チューブを挿入後、必ず行うこととは?

まずは、ペンライトを用いて管が口腔内でとぐろを巻いていないか確認しましょう（**図10**）。

口腔内でとぐろを巻くと栄養剤が流れません。また、誤って気管に誤挿入されたまま栄養剤を投与すると、誤嚥性肺炎を引き起こして重篤な状態になります。

挿入が確認出来たら、何cm固定かを記録し、チューブにマーキングしておきます。

■チューブの留置位置の確認方法

①X線撮影

胸部X線撮影で胃管の先端位置を医師とともに確認します。

②胃内気泡音

10mL程度の空気を入れたカテーテルチップ注射器をチューブに接続します。聴診器を胃部（心窩部）に当て、注射器内の空気を注

ぐんぐん↑ポイント

経鼻胃管栄養チューブの誤挿入①
通常は、チューブが気管に入ると咳嗽反射が起こるため、誤挿入がわかる。しかし、高齢患者や意識レベルが低下している患者は、咳嗽反射が起こりにくいので、とくに注意が必要である。

ぐんぐん↑ポイント

経鼻胃管栄養チューブ挿入の安全確保
日本医療機能評価機構の提言では、①口腔内の確認（チューブが蛇行していないかを視認）、②胃内容物の吸引、③チューブのマーキングの位置の確認ができれば注入を開始し、胃泡音の確認は必須ではないとしている。

ぐんぐん↑ポイント

経鼻胃管栄養チューブの誤挿入②
経鼻栄養チューブを挿入後、気泡音の聴取のみで胃内に入ったと判断したが、実際には気道に誤挿入されていた。誤挿入されたまま栄養剤や内服薬を注入し、患者への影響があった。

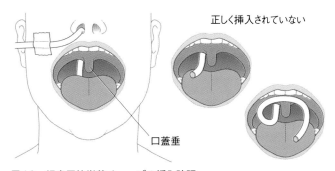

正しく挿入されていない

口蓋垂

図10　経鼻胃管栄養チューブの挿入確認

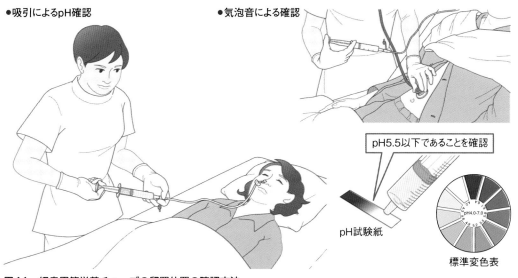

●吸引によるpH確認

●気泡音による確認

pH5.5以下であることを確認

pH試験紙

標準変色表

図11　経鼻胃管栄養チューブの留置位置の確認方法

入し、気泡音を確認します。胃液の中を空気が通る音（「ブクブク」「ゴボゴボ」など）が聴取できます（**図11**）。

③胃内容物の吸引

カテーテルチップ注射器をチューブに接続し、胃内容物を吸引し、pHの確認をします。pH試験紙を使用しpHが5.5以下であることを確認しましょう（**図11**）。

 ## チューブ固定部を観察する理由は？

チューブは抜けないように鼻孔近くにテープで固定します（**図12**）。固定するテープやチューブによる圧迫が原因で、鼻翼や鼻腔にびらんや潰瘍が生じることがあります。そのため、固定部の皮膚の観察を怠らず、かゆみや痛みがないか確認しましょう。チューブを固定しているテープは毎日貼り替えをし、皮膚の観察をすることが大切です。その際には、挿入されているチューブの長さやマーキング位置からのずれがないかも合わせて観察しましょう。

 ## 栄養剤を準備するとき、注意することとは？

冷蔵庫に入っている液体の経腸栄養剤は、使用する前に室温程度に戻しておきます。冷蔵庫から出してすぐの状態では、冷たいので消化管を刺激して下痢を起こしてしまいます。

以前は、注入前に湯煎で温めておくことが推奨されていましたが、注入中に冷めてしまうのでその必要はありません。

 ## 栄養剤注入中の観察ポイントは？

①注入中の体位

仰臥位のまま栄養剤を注入すると、栄養剤が食道から口腔内に逆流します。

ぐんぐん↑ポイント
栄養剤の準備
粉末の栄養剤は、溶解ボトルに入れて微温湯または水で溶かす。分量は、「○○gを○○mLの水で溶かす」という医師の指示に従う。溶解した後は、栄養剤の腐敗を防ぐために長時間そのままで放置しないように注意する。

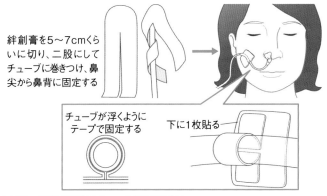

絆創膏を5〜7cmくらいに切り、二股にしてチューブに巻きつけ、鼻尖から鼻背に固定する

チューブが浮くようにテープで固定する

下に1枚貼る

図12　経鼻胃管栄養チューブの固定方法

36

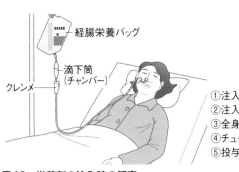

経腸栄養バッグ

滴下筒
（チャンバー）

クレンメ

①注入中の体位
②注入の速度
③全身状態
④チューブの固定
⑤投与ルート（接続部や屈曲の有無）

図13　栄養剤の注入時の観察

注入中の体位のずれや圧迫は、褥瘡発生の原因となるだけでなく、胃部を圧迫し、嘔吐の原因にもなります。適宜姿勢の調整を行うようにしましょう。

②注入の速度

栄養剤の投与速度は医師の指示に従って決めますが、注入速度が速ければ、下痢、腹部膨満、悪心、嘔吐の原因になります。初めて経腸栄養を開始する患者の場合は、「25mL／時」くらいが目安です。一般に100mL／30分とされていますが、段階を追って滴下速度を決定していきましょう。

③全身状態

栄養剤を注入中に消化器症状、呼吸器症状、バイタルサインの変化がないか観察をしましょう。症状が出現した場合は、いったん注入を止めて原因をアセスメントし、対処する必要があります。

④チューブの固定

投与中に固定テープが外れると、チューブが抜けてしまう危険性があります。抜けたチューブの先端が気管へ入り、そのまま栄養剤を注入し続けると誤嚥性肺炎を引き起こし、重篤な状態になります。

⑤投与ルート（接続部や屈曲の有無）

投与ルートとチューブの接続が緩んでいないか、確認をしましょう。接続が外れてしまうと必要量の栄養が患者に注入されないことになってしまいます。また、投与ルートの途中が身体の下側に入り込む、屈曲している、チューブが閉塞している場合も患者に栄養が注入されないことになります。注入が中断されると必要以上に時間がかかり患者の負担にもつながります。注入中に滴下速度の確認とともにルートをたどってみることも必要です。

 栄養剤注入後の処理とは？

栄養剤の注入が終了したら、チューブ内に20～30mLの微温湯を流し入れます。そのままにしておくと、チューブ内が閉塞したり、細菌が繁殖して感染を引き起こす原因にもなるからです。

ぐんぐんポイント

経腸栄養時の下痢

下痢を引き起こしやすい要因
①注入速度が速すぎる
②栄養物の温度が低すぎる
③栄養物の細菌汚染
④高張性（高浸透圧）栄養物の投与
⑤乳糖不耐症
⑥脂肪吸収障害

ぐんぐんポイント

経腸栄養バッグの高さ

栄養物の粘稠度によって変化するが、基本的に高いところから落下するほど滴下速度が速くなる。胃粘膜への過度の刺激を避けるために、胃部と栄養物の液面の落差（高さ）は、50cm程度に調整するように心がける。

栄養剤注入後の患者の体位とは?

　栄養剤を注入し終わってもすぐには身体を仰臥位にはせず、注入後も30分〜1時間程度は逆流による誤嚥や嘔吐を予防する目的で、身体を起こした状態にしておきましょう。その際も同一体位をとり続けることのないよう注意するとともにクッションなどを使用し、除圧や体位の安定を心がけましょう。

chapter **4**　排泄援助

排泄援助の基本知識

 ### 患者のもつ機能の維持・拡大を心がけましょう

　排泄行動は、生命維持に欠くことのできない、日常的かつプライベートな行為です。排泄の援助は、心身の機能の変化によって自然に排泄することができない、あるいは排泄行動がとれない場合に行います。

　患者の羞恥心などの心理的苦痛に十分配慮し、プライバシーを保護したうえで援助する必要があります。また、患者のもつ機能を維持・拡大させるために、排泄機能・動作に加え、心理・社会的状態をアセスメントし、セルフケアレベルに合わせた援助を行いましょう。

基礎知識

● 自力排泄に必要な機能

　トイレに行って排泄するには、以下のような連続した行動を行う機能が必要になります（**表1**）。

① 尿意・便意を知覚する。

② 排尿・排便をコントロールする（トイレに行くまで排泄を我慢する）。

③ トイレの場所を認識する。

④ トイレまで移動する（ベッドから起き上がる、座位を保持する、歩行するなど）。

⑤ 排泄の準備をする（トイレのドアを開ける、便器の蓋を開ける、衣服を下す、便座に座る）。

表1　排泄の援助と工夫

低下している機能	援助・工夫
尿意・便意	導尿、浣腸、おむつの使用を検討する。患者独自の表現や、尿意・便意を誘発する刺激点を探す
排尿・排便のコントロール	排泄パターンに合わせてトイレへ誘導する。患者の希望があれば、安心感を与えるために尿取りパッドやおむつを使用する
移動動作	車いすや歩行器を使って移動を介助する。ポータブルトイレの使用を検討する
排泄の準備（トイレのドアや便器の蓋を開けるなど）	必要な部分を介助する。患者が自力で行えるよう工夫する
衣服の着脱動作	必要な部分を介助する。着脱しやすい衣服にする
自然排尿・排便	温罨法、マッサージを行う。インアウトバランスを調整する
後始末（肛門・陰部の汚れを拭きとる、排泄物を流すなど）	必要な部分を介助する。洗浄機能付便器の使用やトイレでの自助具使用などを検討する

⑥排泄をする。

⑦後始末をする（肛門・陰部の汚れをとる、排泄物を流す、衣服をつける、手を洗う）。

　これらの一連の動作をアセスメントして、患者ができない部分を援助したり、自力で行えるよう工夫します。

 ## 患者の自尊心や羞恥心に配慮しましょう

　排泄は他者に見せることのない極めてプライベートな行動であり、患者は援助者への遠慮や羞恥心などから排泄を我慢してしまうことがあります。とくに病室での排泄を余儀なくされている患者への援助では、同室者への臭気や音などに注意を払うことはもちろん、患者が自尊心を損なうことなく安心して排泄できるよう援助することが大切です。

基礎知識

●患者の遠慮や羞恥心に対する配慮

①排泄援助の依頼に速やかに対応する

　患者から、尿意・便意の訴えがあったときは速やかに対応し、素早く、確実な援助を行いましょう。

②事前に説明をしておく

　手術や検査後に安静を保持する必要があるなど、ベッド上で排泄しなければならないことが事前にわかっていれば、あらかじめ患者に説明しておきましょう。事前に説明することで、患者は心の準備ができますし、消臭剤などの用意もできます。

③環境を整える

　患者のプライバシーを守るため、不必要な露出は避け、カーテンやスクリーンを使用し周囲から見えないようにしましょう。

④臭気と音の対策

　病室での排泄は、においや音が気になります。においに対しては、患者が消臭剤を用意していれば、それを使うとよいでしょう。排泄の音は、テレビのボリュームを上げたり、音楽を流したりすると、聞こえにくくなります。

 ## 尿道口から肛門部に向かって清拭しましょう

　排泄後の清拭は、清潔な部位から汚染部位の順で行いましょう。肛門から尿道口の方向に拭くと、肛門部の雑菌が尿道口に付着し尿路感染の原因になります。患者が自分で拭くときも、尿道口から肛門部に向かって拭くように指導しましょう。

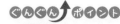

尿路感染症

尿路感染症は、頻繁にみられる院内感染の1つである。膀胱留置カテーテルを含めた処置・手術が原因となることが多いので、感染予防対策を徹底してカテーテルの挿入、留置中の管理を行うことが重要になる。

ベッド上での排尿・排便

　尿器を把持することができない患者の場合、尿器をしっかりと固定させて置くことで、1人で排尿することができます。患者の病態との関連、セルフケア能力を見極めて、可能な限り自立した排泄をめざしましょう。

基礎知識

●排尿介助の手順

《必要物品》

　尿器(**図1**)、個人防護具(ディスポーザブルエプロン、ディスポーザブル手袋、マスク)、トイレットペーパー、ディスポシーツ、掛け物、ごみ捨て用ビニール袋、(手指清拭用おしぼり)、尿器カバー

①説明と同意を得る

目的、方法、所要時間などを説明し、同意を得る。

②環境を整える

・室温を確認する(24±2℃)。

・カーテンなどを使用し、周囲から見えないようにする。

・オーバーテーブルや床頭台などを移動させ、作業域を確保する。

・タオルケットやバスタオルに掛け替える。

・手指消毒後、個人防護具を着用し、尿器とトイレットペーパーを使いやすい位置に配置する。

③患者の準備をする

・膝を立て、足底でベッド面を踏めるようにして、腹圧をかけやすくするため排尿しやすい体位を調整する(ベッドアップ)。

・殿部から大腿の下にディスポシーツを敷く。

・患者の寝衣の前を広げ、下着を下す。

④尿器を当てる(**図2**)

・男性の場合:尿器に陰茎を挿入する。

・女性の場合:一方の手で尿器の受け口手前側を会陰部に密着させ、尿器の側面をベッド面に押し当てるように置く。尿の飛散や音がするのを避けるために、トイレットペーパーを陰部から尿器に垂らす。

⑤排尿を促す

・感染防護具を外す。

・掛け物を掛けて、ナースコールを患者の手元に置き、排尿が終わったら連絡してもらうよう伝えて退室する。この際、必要であればベッド柵を上げる。

⑥後始末をする

・尿器を外し、トイレットペーパーで陰部を拭く。女性の場合は、感染予防のため尿道口から肛門に向かって拭く。

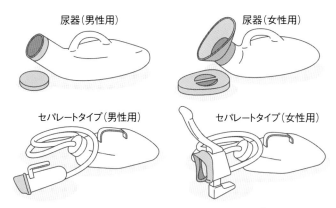

尿器（男性用）　　　尿器（女性用）

セパレートタイプ（男性用）　　セパレートタイプ（女性用）

セパレートタイプ尿器:受尿部と蓄尿部が別々になっているタイプで、管で連結されている。排泄された尿がポリタンクに溜まるようにできており、排尿後にすぐに処理する必要はない。手を使える患者の場合は1人で排尿することができ、排泄物も視野に入らない

図1　尿器

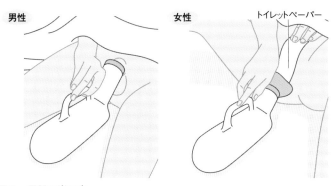

男性

女性　　　　　　　　トイレットペーパー

図2　尿器の当て方

・尿器をワゴンの下段に置き、尿器カバーでおおう。
・ディスポーザブルシーツ、個人防護具を外し、手指衛生を行う
⑦最後に
・患者の寝衣や寝具を整え、手指清拭用おしぼりを渡す。
・換気をして、退出する。
・尿の性状・量を確認した後、施設のルールに従って破棄する。
・衛生学的手洗いをした後、実施後の記録をする。

 排便援助の際は排尿の準備も忘れずに

　排便時は、下腹部に力を入れて自分の意思で外肛門括約筋を弛緩させます。そして、排尿時は、外尿道括約筋を弛緩させます。
　外肛門括約筋と外尿道括約筋は、どちらも仙髄から出る陰部神経（体性神経）に支配されているので、排便のために外肛門括約筋を

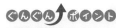
尿の異常
尿が泡立っている、白濁・混濁している場合は、タンパク尿や感染尿あるいは何らかの疾患である可能性があるため、観察をしっかりと行う。

膀胱炎
尿路感染症の1つである膀胱炎は、睡眠不足やストレスなどによる免疫機能の低下や、排尿を我慢することによる尿路感染が原因となる。女性の尿道は男性に比べ短く、細菌が膀胱に達しやすい傾向にあり、注意が必要である。

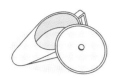

和式便器

高さがないため腰を挙上することが難しい患者に適しているが、殿部を支える面積が小さいため安定感に欠け、体格のよい患者には適していない。容量も小さい

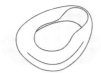

洋式便器

殿部を支える面積が広いため安定感があり、体格のよい患者に適している。容量も多い。一方、高さがあるので腰を挙上できない患者には適していない

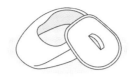

和洋折衷型便器

和式と洋式の長所を併せ持つ。差し込み部分が短く挿入しやすい。適度な安定感と容量がある

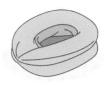

ゴム製便器

空気を抜いた状態で挿入できるため、腰の挙上が難しい患者に使用できる。また、ゴム製のためやわらかく、仙骨に褥瘡がある患者などに適している。一方、体動により変形するため安定感に欠けること、洗浄しにくいこと、耐久性に乏しいことがデメリットである

図3　便器

弛緩させると、外尿道括約筋も弛緩して、排尿が起こります。したがって、排便援助の際には、排尿の準備も忘れてはいけません。

　男性患者の場合は、尿器を用意しておきます。女性患者の場合は、便器への排尿もできますが、尿の飛散防止と排泄音を消すために、会陰部からトイレットペーパーを垂らしておきましょう。

 排便しやすい体位を検討しましょう

　仰臥位では排便しにくいため、ベッドを30〜45度ほど挙上し、膝を曲げ足底がベッド面につくように体勢を整えます。仰臥位のままでは、立位と同じく恥骨直腸筋が緊張して、肛門直腸角（肛門管の軸と直腸の軸が交差してつくる角度）が90度になり、便が肛門に移動しにくいからです。

　膝を立てることで恥骨直腸筋が緩んで肛門直腸角が90度以上に開きます。その結果、便が肛門へ移動しやすくなります。また、ベッドアップすることで腹圧もかけやすくもなります。（**図4**）

　この姿勢は、洋式便器に座ってやや前傾姿勢になっている排便体位（肛門直腸角120度前後）とほぼ同じ肛門直腸角をつくることができる姿勢です。

ぐんぐん↑ポイント

便器の消毒

病原体に適した消毒法で行う。ノロウイルス感染症や偽膜性腸炎の除菌には次亜塩素酸ナトリウムが有効だが、希釈濃度が薄いと効果がないため、各製品の表示内容に基づき正確に調整する必要がある。

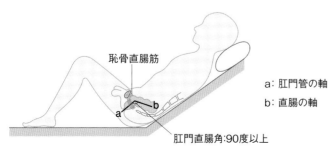

a: 肛門管の軸

b: 直腸の軸

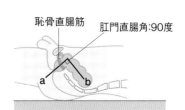

図4　排便時の肛門直腸角

One Point Lesson 寝衣・寝具の汚染を防ぐ方法

　尿の飛散による汚染は、殿部の下にディスポーザブルシーツかおむつを敷くことで防ぐことができます。おむつは患者に用意してもらわなければなりませんが、ディスポーザブルシーツよりも吸水性に優れているので、患者により安心感を与えることができます。

　男性の場合は、陰茎を尿器に深く挿入することで尿の飛散を防止できます。女性の場合は、短冊状に折りたたんだトイレットペーパーを陰部から尿器に垂らすことがポイントです。

 One Point Lesson 便器の挿入方法（図5）

　腰を自力で挙上できる患者の場合は、看護師の前腕を患者の腰背部に入れ、一方の手で患者の尾骨を確認しながら便器を差し込みましょう。

　腰を自力で挙上できない患者の場合は、一度側臥位になってもらい、便器を当ててから仰臥位に戻します。

　いずれの場合も、便器中央に肛門が当たることを確認しましょう。

腰を挙上できる場合

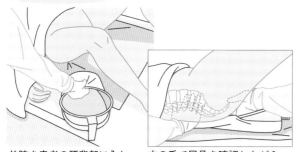

前腕を患者の腰背部に入れ、一方の手で尾骨を確認しながら、便器を挿入する

図5　便器の挿入方法

腰を挙上できない場合

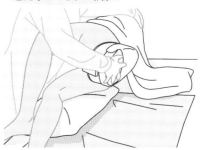

側臥位のとき、便器と同じくらいの高さのタオルや大枕を入れる

おむつを用いた援助

 ## 排泄後のおむつ交換は速やかに

　細菌感染を防ぐために、排泄後は速やかにおむつ交換を行うことが大切です。とくに、高齢者の皮膚は、加齢による生理的変化によって菲薄化し脆弱になっているため、細菌の侵入を防ぐ機能が低下しています。加えて、閉経後の女性では、エストロゲン（女性ホルモン）の分泌量減少によって腟粘膜が萎縮しているため、腟の自浄作用が低下しています。

　大腸菌などによる感染予防や患者の不快感を取り除くためにも、排泄物の確認後、汚れたおむつはできるだけ早く交換しましょう。また、皮膚の湿潤は褥瘡の要因となるため、皮膚の清潔と保湿に心掛けましょう。

基礎知識

● おむつを使用する目的

尿意・便意がない、あるいは尿意・便意はあるが排泄の間隔が短いなど、排尿・排便コントロールが上手くいかず失禁してしまう場合などに、おむつを使用します（**図6**）。

おむつには以下の役割があります。

①患者の生活範囲・社会性を拡大するための道具

②排泄の自立に向けた道具

③介護生活を支援するための道具

これらの役割を念頭に、患者の意欲や自尊心を大切にしながら援助しましょう。

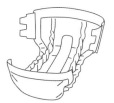
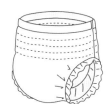
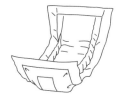

テープ式
患者の体格に合わせて調節できる。脚回りにギャザーが付いており、漏れ防止になる。吸収量が多く、臥床時間が長い患者に適している

パンツ式
下着と同じように立位で着脱できる。座位・歩行が可能な患者に適している。吸収量はテープ式に比べ少ない

尿取りパッド
テープ式やパンツ式のおむつと併用することができる。尿取りパッドだけを交換すると経済的。形状や吸収量が異なるさまざまな種類があり、尿量や交換頻度によって選択する

図6　おむつの種類

 One Point Lesson おむつ交換のポイント

腰を挙上できない患者の場合は、以下の手順でおむつを交換します。

①おむつ交換の目的と方法を説明し、同意を得る。

②漏れを防ぐために、新しいおむつのギャザーを立てて形を整え、ビニール袋とともに患者の足元の手の届きやすい場所に置く。

③排泄物の量や性状を確認し、必要であれば陰部洗浄を行う。

④使用したおむつを汚染した側を中にして丸める。

⑤陰部から肛門部周囲を清拭する。この際、皮膚の観察もしっかりと行う。

⑥おむつの手前のテープと手前のディスポーザブルシーツを丸めて、殿部に押し込む。

⑦患者を看護師側に側臥位にして、おむつとディスポーザブルシーツを引き出し、丸めてビニール袋に入れる。

⑧新しいおむつの正中線と脊椎を合わせて陰部に沿うように当て、殿部のおむつを左右に広げて、殿部をおおう。

⑨仰臥位に戻し、鼠径部におむつのギャザーをフィットさせながら、腹部周辺のおむつも広げる。

⑩皮膚接着面にシワがないか確認する。

⑪頭側のテープを鼠径部の延長線上に止め、足元側のテープを止める。

⑫手袋を外し手指消毒する。

⑬患者の寝衣、寝具を整える。

⑭おむつと感染防護具は、施設のルールに従って処理する。

導尿の援助

尿道は清潔に保ちましょう

　導尿とは、尿道からカテーテルを挿入して膀胱内に溜まっている尿を排泄させる方法で、一時的導尿と持続的導尿があります。一時的導尿とは、尿道からカテーテルを挿入し、尿を排泄させたのち、カテーテルを抜去する方法です。持続的導尿とは、術後や急性期疾患などで水分出納管理が必要な場合、膀胱内にカテーテルを留置して、持続的に蓄尿バッグに尿を排泄させる方法です。

　いずれも尿道に異物であるカテーテルを挿入することで、人的に細菌を付着させてしまう危険性があるので、無菌操作を厳守しなければなりません。

《必要物品》
- **一時的導尿**：導尿用カテーテル（12〜15Fr）、尿器
- **持続的導尿**：膀胱留置カテーテル（12〜18Fr）、蓄尿バッグ、潤滑剤、滅菌鑷子、滅菌消毒綿球、ディスポーザブルエプロン、滅菌手袋、滅菌トレイ、ディスポシーツ、タオルケットまたはバスタオル、ごみ捨て用ビニール袋、清拭用おしぼり

カテーテル挿入の長さを確認しましょう

　女性と男性では、挿入するカテーテルの長さが異なるので、間違えないように注意しましょう（**図7**）。

　女性の尿道の長さは3〜4cmなので、膀胱に達するようにカテーテルを4〜6cmを目安に、尿の流出を認めるまで挿入します。

　男性の尿道は16〜18cmなので、膀胱に達するようにカテーテルを20cmを目安に、尿の流出を認めるまで挿入します。この長さより短ければ膀胱に届きませんし、長ければ膀胱壁を傷つけてしまう危険性があります。

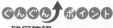
ぐんぐんポイント

残尿確認
一時的導尿の場合、尿の流出が弱くなってきたら、患者に腹圧をかけてもらう、あるいは手の甲で恥骨上部を圧迫し、膀胱内の尿を排出させる。

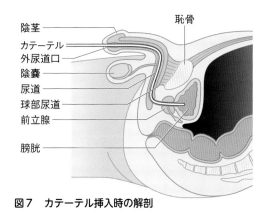

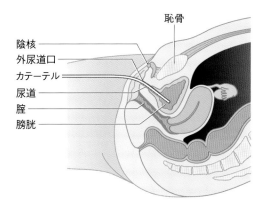

図7　カテーテル挿入時の解剖

蓄尿バッグは膀胱より下、床面より上にしましょう

持続的導尿の場合は、カテーテルに接続した蓄尿バッグに尿が溜まっていきます。これは、膀胱内の尿が重力によって蓄尿バッグへ流れる仕組みになっています。

蓄尿バッグには逆流防止弁がついていますが、膀胱より高い位置に置くと、カテーテル内の尿が膀胱に逆流してしまい、膀胱内の尿がスムーズに流れません。蓄尿バッグは、膀胱より低く床面より上に設置しましょう。

基礎知識

●排尿のメカニズム

腎臓で生成された尿は、腎盂から尿管の蠕動運動によって膀胱に送られて貯留されます。その後、膀胱の収縮と尿道括約筋の弛緩によって排泄されますが、それらを支配しているのは脳です。

尿が150〜300mL溜まると膀胱が進展し、その刺激が骨盤神経から脊髄を経由して大脳皮質へ伝達されることで尿意を感じます。外尿道括約筋は随意筋なので、本人の意思で収縮させ、ある程度は尿意を我慢できます。

膀胱内の蓄尿量がさらに増えて400〜500mLになると、膀胱の強い伸展刺激が脊髄を経由して脳幹と大脳皮質に伝達されます。このとき、尿を排出しようと意識すると、脳からの排出の指令が伝わって以下の生理現象を起こします。

①骨盤神経（副交感神経）を興奮させて膀胱を収縮させる。
②下腹神経（交感神経）を抑制して内尿道括約筋を弛緩させる。

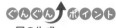

尿の生成

血液が腎臓の糸球体で濾過された後、尿細管で必要な成分の再吸収と不要な成分（老廃物）の分泌が行われて尿が生成される。健康時に生成される尿の量は、1日に約1000〜1500mLである。

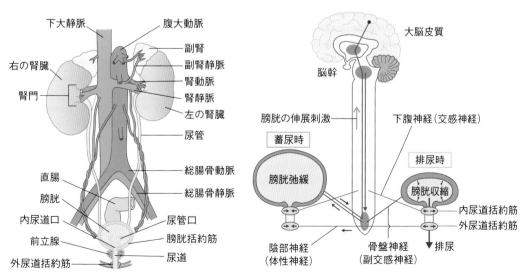

図8　排尿のメカニズム

③陰部神経（体性神経）を抑制して外尿道括約筋を弛緩させる。

　こうした一連の動きが同時に起こって尿が排泄されるのです（**図8**）。

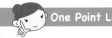 **One Point Lesson** 導尿用カテーテルの挿入方法（図9）

【女性の場合】

①仰臥位になり、股関節を軽度外転させ、両膝を立ててもらいます。処置の直前まで、陰部をタオルケット等で隠すようにしましょう。

②利き手と反対側の母指と示指で小陰唇をしっかりと開いて、外尿道口の中央を尿道口から肛門に向かって消毒します。その後、左右を腹側から肛門側に1回ずつ消毒し、最後にもう一度中央を消毒します。綿球は1回ごとに交換します。

③カテーテルの先端10cm程度の部分を利き手で把持し、潤滑剤をカテーテルの先端3〜4cm程度に塗布します。

④カテーテルを尿道の走行に沿って4〜6cmを目安に尿の流出を認めるまで挿入します。

⑤尿を排出させます。

　残尿感の有無を確認し、残尿感があればカテーテルの位置を動かす、あるいは患者に腹圧をかけてもらうなどを行います。

【男性の場合】

①仰臥位になり、軽く下肢を広げてもらいます。

②利き手と反対側の母指と示指で尿道口を露出させ、中指で陰茎を把持します。外尿道口から外側に円を描くように消毒をします。中心部が最も清潔になるよう、消毒が済んでいる内側部分に触れないように注意します。綿球をかえて最後に尿道口を消毒を行います。

③カテーテルの先端8〜10cm程度の部分を利き手で把持し、それより先に潤滑油を塗布します。

④陰茎を体幹に対して垂直になるよう保持し、カテーテルをゆっくりと15cm程度挿入します。

⑤途中、尿道球腺開口部に達すると抵抗を感じるので、陰茎の角度を60度程度に下げ、さらに5cm程度挿入します。

　カテーテル挿入時に抵抗を感じる、患者が痛みを訴えるなどの場合は、無理に入れようとはせずに、一度抜去して医師に相談しましょう。加齢に伴い前立腺が肥大し尿道が狭くなっている可能性があります。

女性
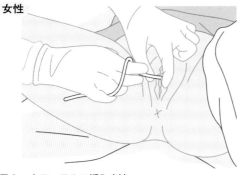

男性
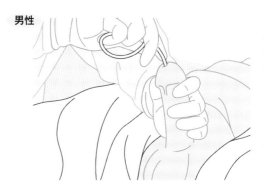

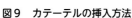
図9　カテーテルの挿入方法

ぐんぐん↑ポイント
腟へのカテーテル誤挿入
誤って腟へカテーテルを挿入した場合は、カテーテルを抜去・破棄し、手指消毒からやり直す。

ぐんぐん↑ポイント
小陰唇が閉じてしまったら
消毒後に小陰唇が閉じてしまった場合は、陰部が不潔になるため、もう一度消毒し直す。

ぐんぐん↑ポイント
逆行性感染の危険性
尿を排出させる際、カテーテルの末端が尿器や溜まった尿に触れると、逆行性感染を引き起こす危険があるため、注意が必要である。

便秘時の援助

便秘とは、何らかの原因で排便が困難になっており十分な量・回数がない、排便後に残便感があるなどの状態を指します。

便秘の患者への援助では、排便のアセスメントを行い、患者とともに便秘の原因を特定することが大切です。

基礎知識

●排便のメカニズム

ヒトは、便が直腸に溜まって直腸内圧が40〜50mmHg以上になると便意を感じます。これは、直腸壁に分布している骨盤神経が、直腸壁の進展刺激を受けて興奮し、仙髄にある排便中枢、さらに視床下部を経由して大脳皮質の感覚領域に伝わるためです。

便意を感じると、排便反射によって直腸が収縮し、便を肛門管に送って内肛門括約筋が弛緩します。その後、排便の意思をもち

ぐんぐんポイント
肛門括約筋
肛門には、内肛門括約筋（平滑筋）と外肛門括約筋（骨格筋）がある。内肛門括約筋は自分の意思で収縮・弛緩させることができない。一方、外肛門括約筋は自分の意思で収縮・弛緩させることができる。

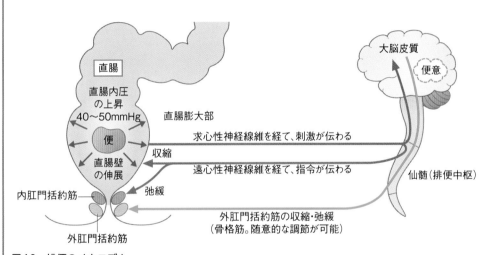

図10　排便のメカニズム

いきむと、横隔膜や腹筋が随意的に収縮して、腹圧・直腸内圧が高まり、外肛門括約筋が弛緩して便が排出されます（図10）。

基礎知識

● 直腸性便秘のメカニズム

便意を感じて排便反射が起こったときに排便を我慢すると、肛門管に送られてきた便が直腸に戻ります。排便の抑制が常習化すると、直腸に便が長時間溜まり、拡張したままの状態になります。

この状態が続くと、便意を感じる閾値が上昇してしまい、生理的な刺激だけでは排便反射が起こりにくくなります。これが直腸性便秘です。

ぐんぐんポイント
便秘の種類
器質性便秘：大腸がん、直腸がん、腸閉塞、神経系障害などの疾患が原因で起こる便秘
機能性便秘：原因疾患がなく、慢性的に経過する便秘。なかでも①食事や食物繊維の摂取不足、②運動不足、③意思による排便の抑制が原因となる直腸性便秘が多い。

浣腸

浣腸液の温度を確認しましょう

　浣腸液の温度は、直腸粘膜を適度に刺激し自覚的に心地よい温度として、直腸温よりやや高めの40℃程度が推奨されてきました。温度が高すぎると直腸粘膜の炎症を起こす危険性があり、逆に低すぎれば腸壁の毛細血管が収縮して、血圧が上昇したり腸痙攣を起こす危険があります。前腕内側で浣腸液の温度を正確に調節することは難しいこともあり、これらのリスクを回避するための浣腸液の温度は、直腸温（37.5〜38℃）より5℃低い33℃程度でも構わないとされています。

チューブ挿入時は、深呼吸を促しましょう

　チューブ挿入の際は、患者に口での深呼吸を促しましょう。患者が緊張していると、腹筋に力が入って肛門括約筋が収縮するため、スムーズに挿入できなくなってしまいます。

ぐんぐん↑ポイント

浣腸による直腸穿孔

立位や中腰の状態で浣腸を行うと、腹圧がかかり、直腸前壁の角度が鋭角になるためチューブの先端が直腸前壁にあたりやすく、穿孔する危険性がある（**図12**）。
浣腸後は、粘膜損傷や溶血症状、血圧変動、感染兆候などのサインを見逃さないようにしっかりと観察を行う。直腸穿孔が疑われる場合は、速やかに医師に報告し、検査・治療が円滑に行えるようにする。

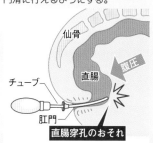

腹圧により直腸前壁の角度が鋭角になり、チューブの先端が直腸に当たりやすい

図12　直腸穿孔のおそれ

One Point Lesson　浣腸実施時の患者の体位

　解剖学的に左側臥位では、直腸からS状結腸、下行結腸の走行に沿って、無理なく浣腸液を流入することができます。そのため、浣腸の実施は基本的には左側臥位で行います（**図11**）。
　何らかの理由により左側臥位をとることが難しい場合は、直腸粘膜を損傷させることのないよう十分留意し、仰臥位で浣腸を行うことも可能です。
　仰臥位で浣腸を行う場合は、あらかじめ便器を当てておきます。仰臥位では肛門が見えにくいので、カテーテルを示指に沿わせて持ち、指で肛門の位置を確認してから挿入します。とくに、女性の場合は腟と肛門を間違えないように注意が必要です。

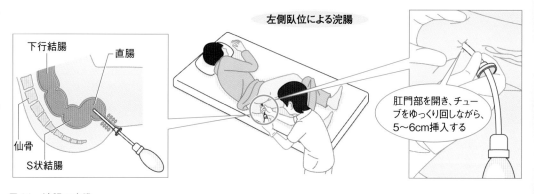

左側臥位による浣腸

肛門部を開き、チューブをゆっくり回しながら、5〜6cm挿入する

図11　浣腸の実際

浣腸の際のカテーテル挿入は5cm程度

　成人の肛門管の長さは、4～5cmであり、直腸末端部の肛門管部を超えて肛門柱部から口側は、物理的刺激に対して構造的に脆弱になっています。

　浣腸の際のカテーテル挿入の長さは5cm程度を目安とします。5cm以上の挿入は、直腸粘膜を損傷してしまう危険性があるため避ける必要があります。カテーテル挿入の長さが短くても、カテーテルが抜けたり、浣腸液が肛門から漏れ出てしまう場合があるので注意しましょう。

摘便

 ## 摘便の際には便器の準備も忘れずに

　摘便は、直腸内の便を自力で排出できない場合に、肛門から直腸内に手指を挿入して便を排出させる援助法です。摘便は患者の苦痛が大きい手段であるため、日頃から水分摂取や腹部マッサージなどによる便の性状コントロールを行うことが大切です。

　摘便の際に便器の準備をするのは、停滞していた固い便が取れると、その奥にあるやわらかい便が一気に排泄されることがあるからです。患者が便意を訴えたときは、便器を当てて仰臥位になってもらいましょう。

　摘便のコツは、指の腹を使って直腸壁に沿わせて手前にある便から少しずつ掻き出していくことです。また、肛門括約筋が収縮しないように声をかけてリラックスしてもらうことも大切です（**図13**）。

ぐんぐん↑ポイント
摘便の注意点
直腸穿孔や粘膜損傷、迷走神経反射による血圧低下の可能性があるため、摘便はていねいかつ慎重に行い、無理に大きな便塊を一度に出すことは避ける。

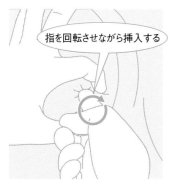

指を回転させながら挿入する

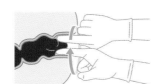

指の腹を直腸壁に沿わせて回転させる

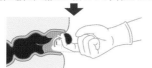

便塊を指にひっかけ、取り出す

図13　摘便の実際

One Point Lesson 腹部のマッサージと温罨法

　便秘には、腹部のマッサージや温罨法も効果的です。

　マッサージでは、腹部を腸の走行（上行結腸⇒横行結腸⇒下行結腸）に沿って、「の」の字を描くように軽く圧力をかけながらゆっくりと撫でます。腸管を機械的に刺激することで、腹圧をかけたときのように大腸の内圧上昇を助け、血流もよくなります。患者に膝を立ててもらい、腹筋を緩めてリラックスした状態で行うと効果的です。

　温罨法の代表的なものとして、温湿布、ホットパック、湯たんぽ、電気毛布などがあります（**図14**）。使用する部位や目的に応じて、患者に適したものを選択しましょう。

　また、温罨法は次のような場合には禁忌となるので注意が必要です。
・出血傾向のある場合
・悪性腫瘍のある部位
・血栓がある場合
・腫脹・疼痛などを伴う急性炎症がある部位
・消化管穿孔・閉塞など、腸管に器質的疾患がある場合

腹部の温罨法

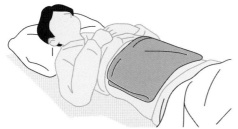

タオルの温度を前腕内側で確認し、45℃程度に冷まして、患者に貼付する。タオルが冷める前、10分を目安に行う

腰部の温罨法

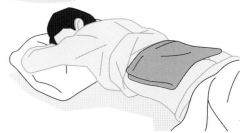

腹部と同様に行う。第4～5腰椎部位に貼付すると、結腸を支配する交換神経、副交感神経に作用するといわれている

図14　温罨法の実際

chapter 5 清潔援助

清潔援助の基本知識

清潔ケアには、入浴・シャワー浴、清拭、足浴・手浴、陰部洗浄、洗髪、寝衣交換、整容、口腔ケアなど多くの種類があります。どのケアを行うことが患者の安全・安楽・自立につながるかについて選択できるようにしましょう。

 ### 清潔ケアの目的は?

日常生活において、身体を清潔に保ち、身だしなみを整え、気分よく過ごすことは、人間の欲求です。身体を清潔にする意義には3つの意義があります。健康が障害され、自らの手で清潔を保つことができない患者に対して、清潔ケアを行う必要があります。

①生理的意義

皮膚・粘膜の新陳代謝を促進し、皮膚の生理的機能を維持し、血液循環を促進し、皮膚からの排泄を促します。身体各部を刺激することにより、骨・関節の運動を促したり、腸蠕動運動を促進します。また感染のリスクを抑えます。

②心理的意義

気分を爽快にし、健康観を高めたり、気分転換をはかります。苦痛の緩和や闘病意欲の向上につながります。

③社会的意義

対人関係を円滑にし、自信をもって他者と交流できるようになります。その人らしい生活に近づけることができます。

 ### 清潔ケアの適応とは?

清潔ケアの方法によっては、**表1**のように身体に及ぼす影響が異なります。患者の状態を十分にアセスメントして最適なケアの方法を選定します（**図1**）。

 ### 洗浄剤はよく泡立てて使用し、十分に洗浄剤を落とします!

《汚れを落とす仕組み》

わが国の水は、軟水で水自体に溶解性があります。温度が上がると溶解性は高まるため、湯に浸かるだけでも皮脂膜は除去され、汚れも一緒に流されます。しかし、湯だけでは頑固な油性成分や細菌、

表1　主な清潔ケアの方法と身体への影響

清潔の種類	方法・効果（身体に及ぼす影響）	留意点
入浴	浴槽で温め、汚れを落とす →血液循環を促進する →疲労回復につながる	・体力が消耗する。血圧が変動し、心臓にも負担がかかるので、時間を短縮（初回は5分程度）して実施する ・湯の温度：38〜40℃、隙間風に注意する ・食直後や空腹時の入浴は避ける ・転倒防止に気を配る
シャワー浴	シャワーの湯で汚れを洗い流す →入浴に比べて全身への負担が少なく、体力の消耗の激しい患者に効果的	・保温効果が少ないので室温に注意して実施する ・湯の温度、実施時間、隙間風や転倒に注意するなどは入浴と同様
部分浴 （手浴、足浴、座浴）	身体の一部を湯に浸して洗う →生理的影響が少なく、安静患者への適応が可能 →リラクゼーションに効果的	・湯の温度に注意して実施する 　　手浴→40℃ 　　足浴→38〜39℃ 　　座浴→38℃
全身清拭	全身を石けんや温湯などを使って拭く →身体的負担が少なく、体力の低下した患者にも適応できる	・ウォッシュクロスを浸す湯の温度は50℃前後にする ・不必要な露出を避ける ・ウォッシュクロスを患者の肌から離さないように、適切な拭き圧で、筋肉の走行に沿って拭く ・看護師からみて遠いほうから拭く ・負担がかからないように関節を支える
部分清拭	身体を部分的に拭く。上半身、下半身、背部、陰部などを拭く →体力の低下が著しく短時間で実施したいときに有効	・全身清拭と同様の注意が必要

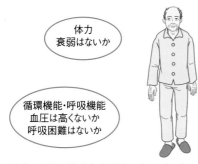

図1　入浴の適応と患者のアセスメント

絆創膏のあとなどを除去することはできません。そのため、対象の皮膚の状況に応じた洗浄剤を選択します。

　洗浄剤の主成分である界面活性剤は、水となじむ親水基と、油分になじむ親油基からできています。この親油基が油分の汚れに吸着し、油分を包み込み、皮膚から油分を水分の中に浮き上がらせて、汚れを落とします。

《洗浄剤の効果》

　洗浄剤は、十分泡立てたときに効果が高くなります。

　泡が皮膚とタオルなどの間に入り、クッションのような役目を果たし、皮膚をこすらないで洗えるため、皮膚が脆弱な患者にも適しています。さらに、皮膚のシワなど細部に洗浄剤がいきわたることと汚れを浮かび上がらせることで、効率的に汚れを落とすことができきます。

　また、少ない洗浄剤の量でも泡立てることによって体積が増大し、

広い面積を洗うことができ、皮膚に対する洗浄剤の濃度も低くなり、皮膚への刺激が少なくなるというメリットもあります。

　洗浄剤の多くは脂肪酸を中和して汚れを落とす作用がある弱アルカリ性です。洗浄剤が皮膚に残った状態でいると、洗浄効果は高い分、皮膚の保護機能を低下させ、瘙痒感や発赤の誘因となるため、十分に洗浄剤を除去する必要があります（低刺激性の弱酸性の洗浄剤もあります）。

清潔ケアで気をつけることは何?

《環境の調整・羞恥心への配慮》
・室温は24±2℃に調節して、寒さや入浴時のヒートショックを防ぎます。
・清潔のケアを行う際は、患者の羞恥心に配慮したケアが必要です。カーテンを閉め、他の人が誤って入って来ないように「清拭中です」などの目印を付けておくとよいでしょう。
・患者は看護師に対しても羞恥心を抱きます。そのため、ケア中は身体の露出を最小限にするようにバスタオルや綿毛布を活用します。これには保温の効果もあります。

《熱傷予防》
・入浴の際、42℃以上の高すぎる湯温では交感神経の緊張が強くなり、心拍数や血圧の上昇をまねくため、38～40℃に調整します。
・患者に実施する前に必ず、看護師の前腕で湯やタオルの温度を確認します。
・患者に湯をかけたり、温タオルで拭いたりする際は、原則として健側から行います。麻痺側の皮膚は、温覚が鈍くなっていることがあるため、熱い湯を認識できない場合、熱傷を起こす危険があるためです。

《気化熱の対策》
・清潔ケアでは、湯を用いたケアが多くあります。水分の拭き取りが不十分で皮膚に水分が残ったままにしておくと、気化熱により体温が奪われ、患者に寒さを感じさせてしまいます。そのため、水分はすぐに拭き取ります。

《患者の観察》
・ケア中に患者の疲労感などの状態の変化がないか、観察しながら実施します。
・清潔ケアは、患者の全身の皮膚を観察できる機会であるため、発疹、発赤、腫脹、熱感、瘙痒感、浮腫、皮下出血、擦過傷などの有無や程度、部位を観察します。

《転倒予防》
・浴室の床に水分や洗浄剤が残っていると、滑って転倒の危険があるため確認し、あればすぐに拭き取ります。

入浴・シャワー浴

 ## 入浴が身体に及ぼす影響

　入浴が身体に及ぼす影響には、温熱作用、静水圧作用、浮力作用の３つがあります（**図２**）。それぞれの作用をよく理解してケアに臨みましょう。

①温熱作用

　湯につかることによって毛細血管が拡張し、血液循環が促進されます。また、疼痛緩和の効果が得られます。42℃以上のお湯につかると交感神経が刺激され、心拍数の増加や血圧の上昇がみられます。

②静水圧作用

　身体の表面にかかる水圧によって静脈に圧力がかかり血流量が増えます。また、腹部にかかる水圧が横隔膜を押し上げて、肺の容量を減少させるため呼吸の回数が増えます。

③浮力作用

　体重が約１/10になり、身体を支えている筋肉や関節への負荷が軽減されます。また、関節可動域訓練などを行うのにも適しています。

 ## 入浴・シャワー浴の援助時の注意点

　入浴・シャワー浴の援助時の留意事項は、次のとおりです。
・一般状態を観察し、入浴・シャワー浴への適応を判断します。
・入浴・シャワー浴に伴う血行動態の変化を理解し、適切に対処します。
・脱衣室と浴室の温度差がないように調節します。
・脱衣室や浴室の床に水分や洗浄剤が残っていると、滑って転倒の危険があるため、実施前に床を確認します。
・入浴により、発汗・不感蒸泄が増加し、脱水状態になりやすいた

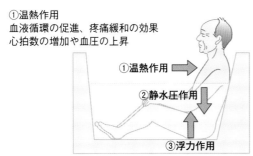

①温熱作用
血液循環の促進、疼痛緩和の効果
心拍数の増加や血圧の上昇

①温熱作用 ➡
②静水圧作用
③浮力作用

②静水圧作用
心臓への還流量の増加
呼吸の抑制、新陳代謝の促進

③浮力作用
筋肉や関節への負荷が軽減
関節可動域の拡大

図２　入浴が身体に及ぼす影響

め、水分摂取を促します。

また、入浴・シャワー浴の援助時には、常に患者の状態の観察を行い、注意を払います（**図3**）。

「ヒートショック」って何?

冬場に寒い脱衣所で服を脱いで裸になり、冷え切った浴室に入ると血管が収縮し、血圧が急激に上昇します。その状態で熱い湯につかると、さらに血圧が急上昇します。しかしその後、身体が温まることで血管は拡張し、今度は逆に血圧が低下します。このように血圧が乱高下することで心臓に大きな負担をかけ、ヒートショックをまねきます（**図4**）。

ヒートショックにより心筋梗塞、不整脈、脳梗塞が起こり突然死をまねくことがあり、注意が必要です。

《ヒートショック対策をしよう!》
・脱衣室を暖房で温める。
・湯船のフタを開けて浴室を温める。
・シャワーでお湯をはって浴室を温める。

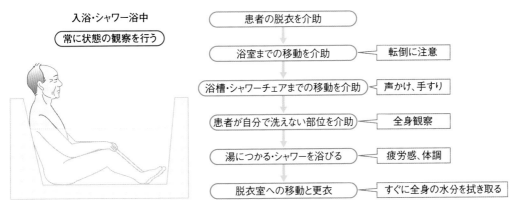

図3　入浴・シャワー浴時の観察・介助のポイント

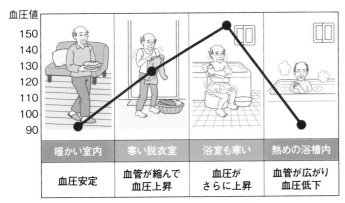

図4　ヒートショック（温度差によって変動する血圧）

・夕食前に入浴する。

・湯温を38〜40℃にする。

清拭

 ## 清拭実施前のアセスメントのポイント

・**一般状態**：バイタルサイン、顔色、表情など

・**疾患や障害**：種類、部位、程度

・**治療の状況**：創部の有無、ドレーンや輸液チューブ挿入の有無、制限事項の有無

・**皮膚の状態**：湿疹や発赤の有無、乾燥状態、色

・**汚れの程度**：発汗、垢、悪臭の有無

・**清潔に対するニーズ**：生活習慣、治療上の必要性

・**自立度**：自分で拭く、体位を自力で変えることができるか、関節の屈曲・伸展は可能かどうか

　これらのアセスメントの結果に合わせて、①全身清拭か部分清拭か、②熱布清拭か石けん清拭か、③洗浄剤は何を使用するか、などを決定しましょう。また、疾患や障害、治療の状況に応じた注意点も確認しておきます（**表2**）。

 ## ウォッシュクロスの準備で注意すること

《湯の温度》

　ベースン内の湯は、患者の皮膚に当たるクロスの温度が40〜45℃になるように、看護師の手が入れられる最高温度（50℃程度）とします。

《熱傷予防》

　熱傷予防のためにウォッシュクロスの熱気をはらい、看護師の前腕内側で温度を確認してから用います。

《ウォッシュクロスの水分の調整》

　洗浄剤を泡立てる際には、十分に泡立てるために適度な水分をク

表2　清拭時の注意点

患者の状態	注意点
出血傾向	皮下出血を起こしやすいため、強く擦らない
浮腫	皮膚が脆弱であるため、強く擦らない
放射線療法	照射部位のマーキングを消さないため、強く擦らない
モニター電極装着時	電極を貼るテープによるかぶれの有無を確認する。1日1回は貼り替える
各種チューブ・ドレーン装着時	チューブ類の固定テープの剥がれやずれに注意する
骨折によるコルセット装着時	許可された体位でコルセットを外して清拭する。脊椎はねじらない
頸椎骨折によるハローベスト装着時	上半身とハローベストの隙間に蒸しタオルを入れて清拭する

ロスに含ませます。しかし、拭き取る際は、しっかりと絞って、水分をできるだけ少なくすることが大切です。水分が多いと、水分がクロスから染み出て垂れて流れます。そうすると、患者に冷感や不快感を与えます。また、ほんのわずかであっても皮膚を濡れたままの状態にしておくと気化熱によって体表面の温度が下がり、寒気を感じます。

ウォッシュクロスの巻き方のコツ!!

　ウォッシュクロスを巻くときのポイントは、クロスの端が出ないように巻き込むことです（図5）。クロスの端がはみ出ていると、その部分が冷めてしまい、患者の肌に触れると不快感や寒さを感じさせてしまいます。

　ウォッシュクロスの拭く面を平らにすることも大切です。ウォッシュクロスが薄いと、湯が冷めやすく皮膚の汚れも十分に拭き取れません。クロスを厚くすると手の圧力が均等に皮膚に伝わるため、効果的です。

　近年、ディスポーザブルの清拭用タオルが多く市販されています。個包装されたものなどは、病院などの施設でもよく目にします。ウォーマー等で温めて使用します。従来のウォッシュクロスと同様に上記のように手に巻き付けて使用します。

ウォッシュクロスは患者の肌から離さず拭くとよい

　ウォッシュクロスで拭く際は、患者の皮膚からクロスを離さないように連続して拭きます。途中で離してしまうと、再び肌に触れたときに冷たく感じるからです。

　清拭の拭き方のポイントは、①筋肉の走行に沿って拭く、②適切な「拭き圧」で拭く、③負担がかからないよう関節を支える、④熱布清拭は最初に行う、ことです。

ぐんぐん↑ポイント
ディスポーザブルの清拭タオル
・個包装なので、布タオルに比べて清潔で交差感染のリスクを低減できる
・使用部位に応じて、サイズの選択が可能である。
・厚手の不織布で、汚れが手につきにくい。
・電子レンジや保温器に入れて温めて使用できる。

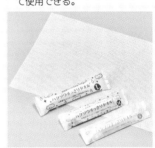

（写真提供:ハクゾウメディカル）

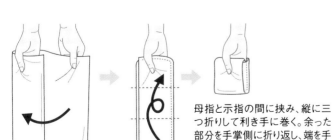

母指と示指の間に挟み、縦に三つ折りして利き手に巻く。余った部分を手掌側に折り返し、端を手掌の間に入れる。巻き込む間に冷めることがあるので、手早く行う

図5　ウォッシュクロスの巻き方

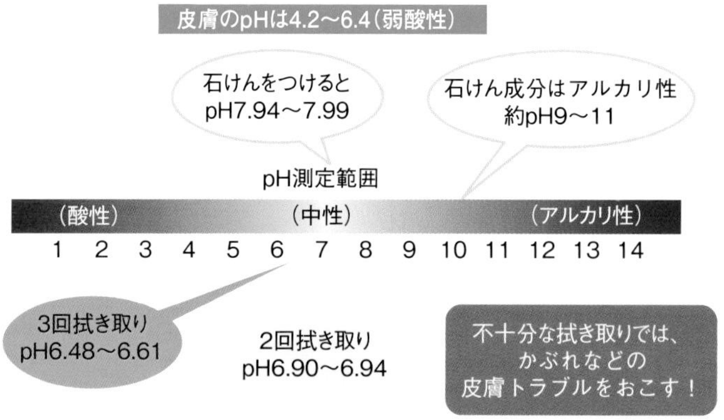

皮膚のpHは4.2〜6.4（弱酸性）

石けんをつけると
pH7.94〜7.99

石けん成分はアルカリ性
約pH9〜11

pH測定範囲

（酸性）　　　　　（中性）　　　　　（アルカリ性）

1　2　3　4　5　6　7　8　9　10　11　12　13　14

3回拭き取り
pH6.48〜6.61

2回拭き取り
pH6.90〜6.94

不十分な拭き取りでは、
かぶれなどの
皮膚トラブルをおこす！

図6　皮膚のpHと石けん成分の関係
（山口瑞穂子ほか：清拭における石けんの皮膚残留度の研究、順天堂医療技術短期大学部紀要、1：
12-19、1990より改変）

石けん清拭の拭き取りは
3回以上するとよい

　皮膚のpHは弱酸性です（**図6**）。しかし、多くの石けんは洗浄効果は高いですが、アルカリ性です（低刺激性の弱酸性石けんもあります）。清拭時に、石けんの拭き残しがあると、アルカリ成分が残留し、十分に除去しないと瘙痒感や発赤の誘因となります。3回以上の拭き取りを行いましょう。

清拭をする順番って、決まっているの？

　清拭部位の順序は決まっていませんが、体位変換の回数を少なくし、患者の負担を軽減すること、汚れの少ない部分（清潔観念の高い部分）から汚れの部分へと進めていくことが大切です。

　ベッドで過ごしている患者の場合は、尿便器やおむつの使用、発汗などによって、下肢よりも背部や殿部のほうが汚れていることが多いため、背部を先に拭かないようにしましょう。

　また、背部は最も寒さを感じる部位ですので、背部を最後に清拭すれば、すぐに着衣ができるため、冷感を感じずにすみます。

洗髪

洗髪の目的は？

　頭皮には多くの脂腺があり、毛髪に付着したほこりや垢とともに皮膚を汚染したり、におい、かゆみなどを発生させます（**図7**）。健康な成人では72時間以内に洗髪を行うことが望ましいといわれています。

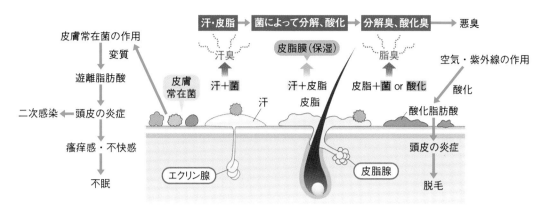

図7 頭皮トラブル発生の原因

洗髪を行うことで、頭皮の汚れを除去し、皮膚の清潔を保ち、頭皮の機能を促進すると同時に爽快感を得ることができます。

 ## 洗髪実施前のアセスメントのポイント

・**セルフケア能力**：洗髪台までの移動能力の評価
・**全身状態**：バイタルサイン、全身の衰弱・消耗感の有無や程度
・**頭皮の状態**：頭皮の創傷や落屑の有無や程度
・**頭頸部の状態**：頭頸部の器具やドレーンの有無
・**洗髪の頻度**：洗髪の実施間隔が適切かどうか

洗髪は、爽快感が得られる一方で、疲労も伴います。湯で洗髪すると、体熱の放散が増大してエネルギー消費量が増加します。また、洗髪中は、同一体位を保持しなければならないため、洗髪に耐えうる体力があるかどうかも、アセスメントする必要があります。

患者のバイタルサインの変動が激しい場合や発熱している場合は、実施を見合わせたほうがよいでしょう。

 ## 洗髪時の体位のポイント

後頭部を支えながら枕をはずします。

患者の頭部を、洗髪がしやすいように看護師側のベッド端に寄せます（**図8**）。

患者に軽く両膝を立ててもらい、膝下に枕を入れると腹部の緊張がとれ、安楽に実施できます。また、踵部が軽く浮くように下腿部にもクッションを入れて整えます。

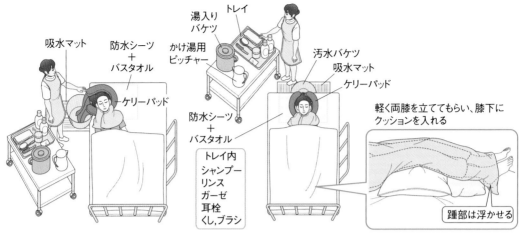

吸水マット 　防水シーツ
　　　　　　　＋
　　　　　　バスタオル

ケリーパッド

湯入り　　トレイ
バケツ
かけ湯用
ピッチャー

汚水バケツ
吸水マット
ケリーパッド

防水シーツ
　＋
バスタオル

トレイ内
シャンプー
リンス
ガーゼ
耳栓
くし,ブラシ

軽く両膝を立ててもらい、膝下に
クッションを入れる

踵部は浮かせる

図8　洗髪時の体位

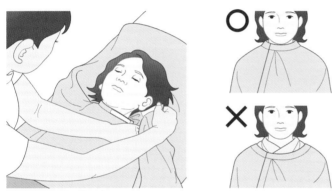

○

×

図9　ケープの巻き方

 ## ケープからタオルがはみ出ないように
巻きましょう

　首に巻いたタオルがはみ出ないようにケープを巻きます（**図9**）。
タオルがはみ出てしまった場合、湯をかけた際に水分がタオルにし
み込み、寝衣まで濡れてしまうことを防ぐためです。

　また、ケープを巻く際は、きつくなりすぎないように注意しまし
ょう。ケリーパッドの上に頭を置くと、頸部が伸展するため、きつ
く巻きすぎると首がしまってしまうおそれがあります。

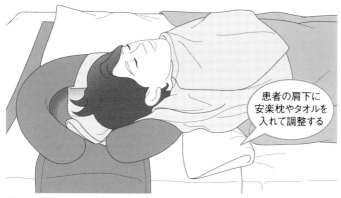

図10 ケリーパッド挿入時のポイント

（吹き出し内）患者の肩下に安楽枕やタオルを入れて調整する

ケリーパッドを挿入するときのコツを教えて！

　頭がケリーパッドの中央にくるようにします。高さはケリーパッドの底面に患者の後頭部がつく高さに空気量を調整します。

　患者の肩下に安楽枕やタオルを入れて肩が浮かないように調整します（**図10**）。肩や頭が浮いたままの状態で洗髪を行うと、体位が安定せず背部の筋肉が疲れて凝りの原因にもなり苦痛です。

湯をかけるときのコツを教えて！

　患者の顔に水滴が落ちないように、ピッチャーの底の水分を毎回拭きます。

　ピッチャーは、患者の上を通らないようにします（安全）。

　顔や耳に湯がかからないように、髪の生え際に手を添え、排水路と反対側の頭部からすすぎます（再汚染防止）。

　手をおわん型にして水を溜め、軽く叩くようにして、頭皮に湯が浸透するように湯をかけます（**図11**）。

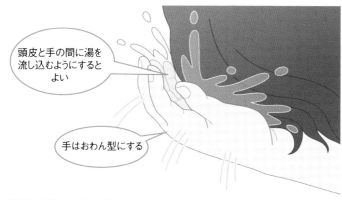

（吹き出し内）頭皮と手の間に湯を流し込むようにするとよい

（吹き出し内）手はおわん型にする

図11 湯をかけるときのコツ

湯をかけるときは、できるだけ患者の頭皮に近づけてかけます。高い位置からかけると、不快であり、湯が飛び散ります。

　シャンプーが終わった後は、タオルか手で頭部の泡を拭き取り、ケリーパッドの中に溜まった泡や湯を流します。こうすると、使う湯の量を少なくすることができ、患者の疲労感が少なくすみます。

洗髪台、洗髪チェア、洗髪車での洗髪方法は?

《洗髪台》
　患者を洗髪台まで移送し、いすに腰かけてもらいます。足底をしっかり床につけ、安定した体位かどうかを確認します。座位が不安定な患者には車いすを用います。頚部を前屈して、頭部が洗髪台の中に入る前屈位、前傾姿勢をとります(**図12**)。

《洗髪チェア》
　洗髪チェアを使用する場合、背面を急激に倒さないようにします。また、洗髪台の頚部固定位置と患者の頚部がフラットになるように揃え、ストッパーをかけます。

　洗髪台の冷たさや硬さによる苦痛がある場合は、タオルを頚部の下に入れて刺激を和らげましょう。

《洗髪車》
　必要物品は、ケリーパッドの場合とほぼ同じです。患者が移動する必要がなく、寝たままでも車いすに座ったままでも洗髪することができます(**図13**)。洗髪槽の高さを患者の頚部に合わせ、頚部の下にタオルを入れます。洗髪車は、病室で洗髪台の代わりに使うことができます。

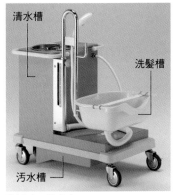

使用時の注意点
- 整備状況を確認する
- 清水槽：38〜41℃の湯を入れる
- 汚水槽：湯が残っていないかどうかを確認する
- ストッパーをかける

図13　洗髪車

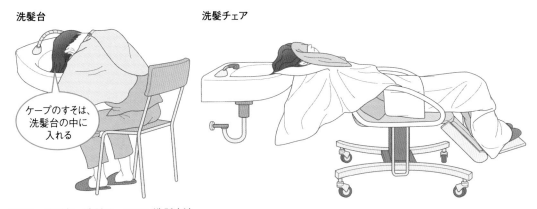

ケープのすそは、洗髪台の中に入れる

図12　洗髪台、洗髪チェアでの洗髪方法

口腔ケア

口腔ケアの目的は?

　口腔内を清浄に保つことで口臭を予防し、齲歯や歯周病を防止したり、口腔がもっている咀嚼、嚥下、唾液の分泌、自浄作用などの生理的機能を活性化させるために行います。とくに、粘膜への適度な刺激は、口腔粘膜の血行や唾液分泌の促進につながります。

　また、口腔内の細菌感染を防ぎ、二次感染(全身感染症)を予防します。口腔に爽快感を得ると同時に、食欲を増進させ、生活のリズムを整えます。看護師にとっては、口腔内を観察する機会にもなります。

　なかでも、口腔ケアを怠ると唾液の分泌が低下し、さまざまな影響が現れると指摘されています(図14)。

口腔ケア実施前のアセスメントのポイント

・セルフケア能力
・口腔内の状態
・口腔内の障害や唾液分泌・自浄作用を阻害する因子の有無と特定
・意識障害・嚥下障害の有無と程度:自力での含嗽の可否、誤嚥の危険性
・開口障害の有無と程度

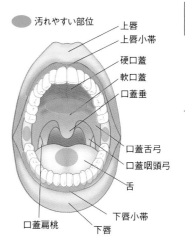

汚れやすい部位

上唇
上唇小帯
硬口蓋
軟口蓋
口蓋垂
口蓋舌弓
口蓋咽頭弓
舌
下唇小帯
下唇
口蓋扁桃

図15　口腔での汚れやすい部位

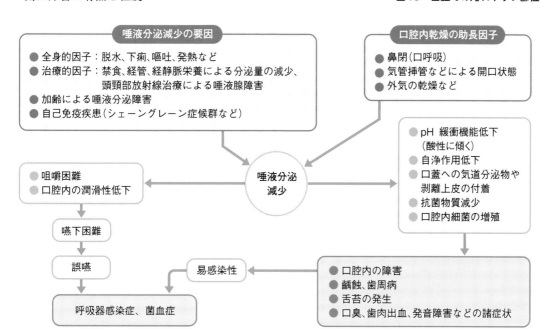

図14　唾液分泌が減少する要因とその影響
(任和子ほか:基礎看護技術Ⅱ、系統看護学講座専門分野Ⅰ、基礎看護学3、p.196、第17版医学書院、2017より改変)

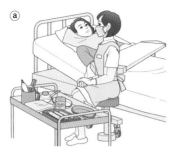
ⓐ

患者の体位を整え、前胸部にタオルをかける。看護師はマスク、手袋、エプロンを着用する

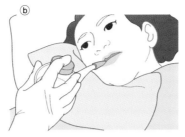
ⓑ

吸い飲みで水を含ませ含嗽を促す

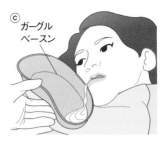
ⓒ ガーグルベースン

口角のきわにガーグルベースンをしっかり押し当てる。口をへの字にして垂れ流すように排出させる

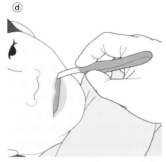
ⓓ

歯ブラシをペングリップで持ち、1本ずつていねいに歯を磨いていく

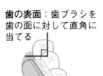
歯の表面：歯ブラシを歯の面に対して直角に当てる

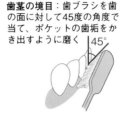
歯茎の境目：歯ブラシを歯の面に対して45度の角度で当て、ポケットの歯垢をかき出すように磨く

咬合面：ブラシを歯に対して直角に当てる

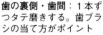
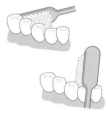
歯の裏側・歯間：1本ずつタテ磨きする。歯ブラシの当て方がポイント

図16　臥床での口腔ケア

●臥床での口腔ケア（図16）

①患者の体位を整え、前胸部にタオルをかけます（ⓐ）。義歯があれば、事前に外しておきます。

②顔を横に向け、吸い飲みで水を含ませ含嗽を促します（ⓑ）。

③顔を横に向けたまま、口角から頬を伝わらすようにガーグルベースンに水を吐き出してもらいます（ⓒ）。ガーグルベースンの向きは、患者の顔の形状に合わせてどちら側でも使用可能です。

④歯ブラシやスポンジブラシをペングリップで持ち、ブラッシングを開始します（ⓓ）。

⑤口腔内が乾燥している場合は、ケアの仕上げとして、保湿剤スプレーなどを使用し、乾燥を予防します。

⑥口唇も乾燥している場合は、リップクリームを塗布します。

スポンジブラシ

舌クリーナー

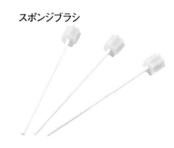
図17　スポンジブラシと舌クリーナー

口腔ケアで気をつけることは何？

《誤嚥性肺炎の予防》

　口腔ケアを行う際に、最も注意しなければならないことは、誤嚥

です。誤嚥を防ぐために、可能であれば座位、またはファーラー位かセミファーラー位で行います。また、下顎を挙げないようにすることも大切です。唾液が溜まれば、適宜吐き出すようにしましょう。

　仰臥位で行う場合は、顔をしっかり横に向けて行いましょう。もし、誤嚥すれば、誤嚥性肺炎を起こす危険性があります。

《舌のケア（舌苔の除去）を忘れずに行う》

　舌苔とは、舌の表面に付着した苔のように見えるもので、上皮細胞、食物残渣、細菌などからできています。舌苔が付着していると、不潔なばかりか、味覚を感じる味蕾をおおってしまうため、味覚が低下してしまいます。口腔ケアを行う際は、舌苔も忘れずに除去しましょう。

　舌苔を除去するときは、舌をできるだけ前方へ突き出してもらうか、手で軽く舌を引き出します。舌苔専用のスポンジブラシ（**図17**）を用いて、奥から手前にかき出すように動かし、除去します。

《開口の協力が得られない場合》

　意識障害などで開口が難しい場合は、開口反射誘発法（Kポイント刺激法）を試みます（**図18**）。

　また、バイトブロックや指サック型開口保持具などを用いて、ブラッシングスペースを確保しながらブラッシングを行う方法もあります。

義歯の清潔と管理は？

①義歯を取り外す前に、口腔内の観察をします。
②残っている歯、口腔粘膜の清掃をします。
③洗浄の際に義歯を落として破損しないよう、下に水を張った洗面器等を置きます。
④流水下で、義歯専用ブラシを使用した清掃が効果的です（**図20**）。
⑤60℃以上の湯では義歯の変形の原因になるため注意が必要です。
⑥研磨剤の入った歯磨き粉は、義歯を傷つけ細菌が付着するおそれがあるため、使用しません。しかし、洗浄剤を使用するとブラシだけでは落としきれない汚れやカンジダなどの真菌や細菌を除去できます。義歯の清掃が不足すると、カンジダの増殖や義歯床下粘膜の義歯性口内炎を起こしやすいです。
⑦義歯は基本的に就寝時に外し、乾燥を防ぐため水の入った容器に保管します。
⑧1日1回は、入れ歯洗浄剤を使用して清掃するとよいでしょう。

ぐんぐん↑ポイント

Kポイント

歯列に沿って指を進め、指先が当たる部分（臼後三角のやや後方の翼突下顎縫線の内側にある部位）、同部位を軽く触れると開口反射が誘発され開口する。また、Kポイント刺激は嚥下反射の誘発にも有効な場合がある。

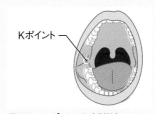

Kポイント

図18　Kポイント刺激法

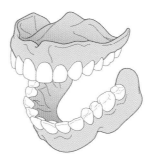

総入れ歯（総義歯）

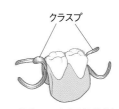

クラスプ

部分入れ歯（局部義歯）

図19　義歯の種類

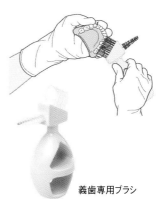

義歯専用ブラシ

図20　義歯専用ブラシ

足浴

足浴の目的は?

　湯につかること(温熱刺激)によって交感神経が緩み、局所の血液循環の促進します。とくに、足浴の場合は、不眠や疼痛の緩和を図ることができます。

　足部の清潔を保ち、圧迫・外傷による感染や壊死を予防することができます。また、爽快感を得ることができます。

足浴実施前のアセスメント

- **セルフケア能力**：入浴・シャワー浴ができるか、麻痺や拘縮はないか、自分で爪が切れるか、治療上の制限による下肢の可動域制限はないか、長時間安定して保持できる体位は何かなどをアセスメントします。
- **足部の状態**：足の末梢神経障害、循環障害、皮膚の乾燥の程度、浮腫の有無と程度、治療のための器具や装具の有無などを確認します。
- **爪の状態**：色、形、表面の凹凸、長さ、肥厚、厚硬爪甲、巻き爪、陥入爪、爪周囲炎、爪下出血、脆弱性、圧迫、切り方などを確認します(**図21**)。
- **皮膚の状態**：色、発赤、腫脹、熱感、浸軟、乾燥、びらん、褥瘡の有無や程度を確認します。
- **患者の訴えや自覚症状**：足浴実施後と比較します。

正常

爪白癬

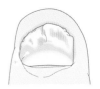

巻き爪

図21　爪の状態

One Point Lesson 爪切り

❶下にティッシュペーパーまたは処置用シーツを敷く。
❷指先を把持し、爪と皮膚の境目を確認する。
❸皮膚から1〜2mm程度のところまで少しずつ切る(深爪の防止、深爪は巻き爪の原因となる)。
❹爪に対して90〜45度の角

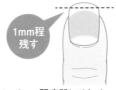

1mm程残す

1〜2mm程度残してカットする(スクウェアカット)

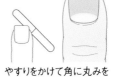

やすりをかけて角に丸みをもたせる

スクウェアオフ

図22　爪切りのポイント

度でやすりを当て、左右から中心に向かってやすりをかける。爪角には丸みをもたせるようにする。
❺爪先が滑らかであるか、また痛みなどがないかを確認する。

●足浴の手順

①必要物品を準備します。

②環境を整備します。

③寝衣の裾を折り返し、膝上まで巻き上げます。

④ベッドの足元に防水シーツとバスタオルを敷きます。

⑤患者に膝を立ててもらい、膝の下に安楽枕を入れます。

⑥ベースンの湯温を確認します。

⑦洗面器の中に湯を１/２程度（足の甲がつかるくらい）注ぎ、ベッドに置きます。

⑧足先から足首あるいは下腿までを温湯に浸して洗います。

⑨適宜替え湯を行い、洗浄剤を洗い流します。

⑩水分を拭き取り、保湿剤を塗ります。

⑪寝衣・寝具を整えます。また、足浴後に爪切りをするとよいでしょう。

⑫患者の状態を観察し、ベッド周囲の環境を整え、物品の片づけを行います。

患者が安楽な足浴のコツを教えて！

　患者に膝を立ててもらい、患者の膝下と防水シーツの下に枕を入れ、姿勢を維持させます（**図23**）。さらに、タオルケット（綿毛布）で大腿・両膝をくるみ安定させます。

　また、ベースンの角を下肢に当てないように注意します。

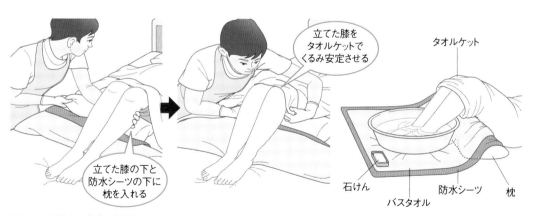

図23　足浴時の安楽な体位

陰部洗浄

陰部洗浄の目的は?

　排泄物や分泌物による汚染を除去し、排泄機能を正常に保つとともに、尿路感染や皮膚粘膜の損傷を予防します。また、排泄物による悪臭を除去し、陰部を清潔にして、爽快感を得てもらう目的があります。

尿路感染に注意する

　会陰部にはアポクリン汗腺があり、分泌物を栄養にして細菌が繁殖すると不快な臭気を放つようになります。陰部は皮膚や粘膜が接しており、尿や便により汚染されやすく、湿潤環境にあるため細菌が繁殖しやすい状態です（図24）。とくに、尿道口が肛門に近接している女性は尿路感染症が発症しやすく、その原因の多くは大腸菌によるものです。

　一般に、1500〜2000mL/日の排尿があれば、尿道口から尿道にかけて付着した細菌は洗い流され、入浴や陰部洗浄などで陰部の清潔を保つことができれば、尿路感染症は防止することができます。

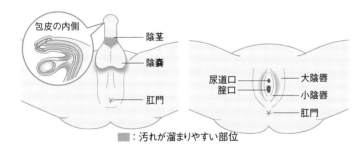

男性では、亀頭部をおおう包皮の裏や陰茎の根元、陰嚢の裏に汚れが溜まりやすい

女性では汚れが溜まる部位は、大陰唇と小陰唇の間に汚れが溜まりやすい

図24　汚れが溜まりやすい部位

> **基礎知識**

●陰部洗浄の手順
①必要物品を準備します。
②環境を整備します。
③防水シーツを敷きます。
④患者にタオルケットをかけ、下着を下ろします。
⑤側臥位にし、便器を当てます（図25-ⓐ）。
⑥膝を立て、体位を整えます。

⑦バスタオルを下肢にかけ、保護します（ⓑ）。

⑧下肢と鼠径部にタオルを当てます。

⑨湯温を確認し、陰部に湯をかけます。女性の場合、大陰唇をしっかりと開きます（ⓒ）。

⑩洗浄剤を泡立て、ウォッシュクロスで洗っていきます（**図26**）。

⑪手袋を破棄し、新しい手袋に取り替えます。

⑫シャワーボトルで湯をかけて流します。

⑬水分を拭き取り、便器を外します。

⑭寝衣・寝具を整えます。

⑮患者の状態を観察し、ベッド周囲の環境を整え、物品の片づけを行います。

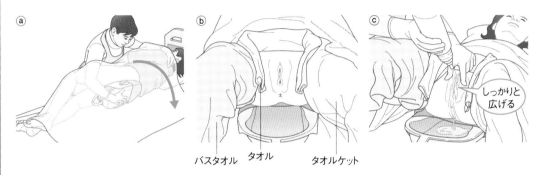

ⓐ　ⓑ　ⓒ しっかりと広げる

バスタオル　タオル　タオルケット

図25　陰部洗浄の実際

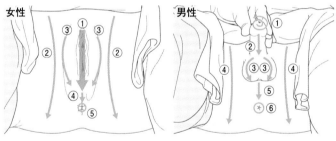

女性

③①③
②　②
④
⑤

男性

①
②
④③③④
⑤
＊⑥

大陰唇を十分に開いて洗う（①）。大陰唇と小陰唇の間は汚れが溜まりやすいので、十分に洗う。次に大陰唇、恥骨部、鼠径部を洗い（②、③）、会陰から肛門にかけて洗い（④）、最後に肛門を洗う（⑤）。尿道口、小陰唇、腟、肛門部の順に上から下に洗っていく

包皮を下げ、尿道口、包皮、亀頭、陰茎の順に洗う（①、②）。次に陰嚢、鼠径部、会陰を洗う（③〜⑤）、最後に肛門を洗う（⑥）。

図26　洗浄する順序

chapter 6　体位変換

体位変換の基本知識

体位変換を行う目的は？

　身体的・精神的機能の低下により、自力で身体の向きを変えることができない患者や治療のために身体を動かしてはいけない患者に対して、長時間同一体位を持続することによって生じる身体的・精神的苦痛の緩和や褥瘡予防、日常生活の援助を目的に体位変換を行います。

　長時間同一体位を持続すると局所が持続的に圧迫されて筋肉の緊張や血流障害が生じます。このことは、循環障害や神経麻痺、筋力低下や筋萎縮、関節拘縮や変形、褥瘡、浮腫、静脈血栓形成などをもたらす原因となります。また、沈下性肺炎、誤嚥、食欲低下、便秘、意欲の低下などをもたらす危険性もあります。これらの症状は、廃用症候群の主な症状ともいわれており、体位変換を行うことで、廃用症候群を予防することができます。日常生活を送るうえで、その人に合った安全・安楽に考慮した適切な体位に整えられるように、個別性に配慮して体位変換を行うことが大切です。

体位変換を行うときにおさえてほしい4つのこと

1. 無理のない姿勢で体位変換を行うことを常に心がける

　無理な姿勢で体位変換を行うと、患者の安全・安楽に配慮できないだけでなく、看護師自身も腰痛などの身体的負担が大きくなります。そのため、体位変換を行ううえではボディメカニクスの原理を正しく理解し活用することにより、患者と看護師双方の安全・安楽を守ることにつながります。

　以下に示す7つのポイントに留意して、ボディメカニクスを活用した体位変換を行いましょう。

①重心を低くする

　重心が低いほど安定性が高くなります。背中をまっすぐに保持して膝を曲げると、重心が低くなって腰への負担も軽減されます（**図1**）。

②支持基底面を広くする

　支持基底面とは、自分の身体を支える面積のことで、広ければ広

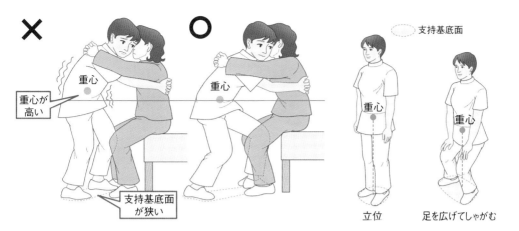

		支持基底面

重心が高く、支持基底面が狭いため、不安定な状態である

重心が低く、支持基底面が広く、安定した状態で患者を支えることができる

足を広げてしゃがむと支持基底面は広がり、重心も下がり安定する

立位　　足を広げてしゃがむ

図1　ボティメカニクス：重心と支持基底面

(藤本真記子ほか監修：看護技術がみえる1、基礎看護技術、p.69、メディクメディア、2018 より改変)

いほど安定性が高くなります。足を肩幅くらいに広げて立つと、支持基底面が広くなります。片方の足を前に出すと、さらに基底面積が広くなるうえ、次の一歩も出やすくなります（**図1**）。

③重心を支持基底面の中に置く

看護師の重心が支持基底面の外に出ると、不安定になって腰痛の原因にもなります。たとえば、前屈みになって患者を持ち上げようとするような動作です。重心は必ず支持基底面の中に置くように意識しましょう。

④自分の重心に患者の身体を近づけて支える

患者の身体を自分の重心に近づけて支えることで、小さな力で安定した動作が行えるようになります（**図2-①**）。また、大腿部などの大きな筋肉を活用することで、効率よく動作を行うことができます。

⑤摩擦を最小にする

患者の身体とベッドが触れている面積の摩擦が小さいほど動作が容易になります。患者の膝を立てたり腕を組むことにより、できるだけ摩擦を最小にしましょう。また摩擦を最小にすることにより、患者の身体に近づけて支えることができるため、小さな力で動作を行うことができます（**図2-②**）。

⑥てこや回転の原理を活用する

看護師の膝や肘をてこの支点として使ったり、患者の膝を立てて、その膝の回転する力を利用したりすると、必要とする力を軽減できます（**図2-③**）。

⑦段階を追った動作をする

たとえば、患者を起き上がらせる際に「①患者を自分の身体に近い位置に引き寄せる　②患者を起こす」といったように、1回ですべての動作を行うのではなく、段階を踏んで行うことは看護師と患者双方の身体への負担軽減につながります。

①自分の重心に身体を近づけて支える

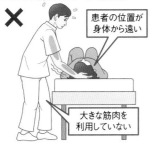
患者の位置が身体から遠い
大きな筋肉を利用していない

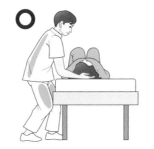

②摩擦を最小にする

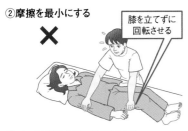
膝を立てずに回転させる

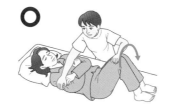

③てこや回転の原理を活用する

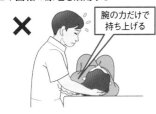
腕の力だけで持ち上げる

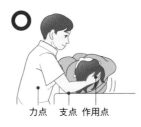
力点　支点　作用点

図2　ボティメカニクス：摩擦やてこの原理
（藤本真記子ほか監修：看護技術がみえる1、基礎看護技術、p.70、メディックメディア、2018 より改変）

2. 褥瘡予防の1つとして体位変換を積極的に行う

　褥瘡は、同一部位に持続的に体圧がかかることによって、その部位の皮膚組織が虚血状態に陥り、壊死を起こして潰瘍を形成する病態です。骨が突出している部位は体圧が集中するため、褥瘡が発生しやすくなります（**図3**）。

　褥瘡の第1ステージは発赤ですから、まずは発赤が生じていないかどうかを観察しましょう。一般的に、「体位変換は2時間おきに行う」とされていますが、発赤がある場合は、体位変換を行う時間の間隔を短縮する、発赤がある部位に体圧がかからないようにクッションを挿入するなど個別性に配慮した援助の工夫が必要です。

3. 体位変換後には、必ず背抜き、足抜きを行う

　たとえば、仰臥位から半座位に体位変換する際に、ベッドの頭側を挙上することにより上半身がずり落ち、仙骨や尾骨部にずれや摩擦が生じやすくなります。このことは、褥瘡の危険性を高めます。

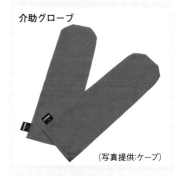

●仰臥位

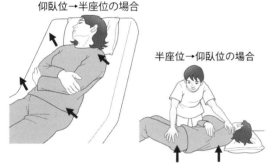

踵骨部　　　　　肘関節部　後頭部
　　　　仙骨部　肩甲骨部

●腹臥位

趾尖部　　　　陰部　乳房　頬部、耳介部
　　膝関節部　　　肩鎖関節部

●側臥位

足関節　　膝関節　　　　側胸部　耳介部
外果部　　外側部　大転子部　肩鎖関節部

●半座位
（ファーラー位）

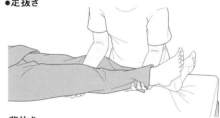

　　　←後頭部
　　　←肩甲骨部
　　　←仙骨部
踵骨部　殿部

●座位
（車いす）

　　　←肩甲骨部
　　　←肘関節部

殿部

Gosnell, D. J. : Assessment and Evaluation of Pressure Sore, Nursing Clinics of North America. 22（2）, 1987
Maklebust J. : Pressure Ulcers ; Etiology and Prevention, Nursing Clinics of North America. 22（2）, 1987

図3　褥瘡の好発部位

●背抜き

仰臥位→半座位の場合

半座位→仰臥位の場合

●足抜き

背抜き
肩甲部から殿部にかけてをベッドから浮かせて、着衣
のシワを伸ばす
足抜き
ベッドから片足ずつ足を離して、着衣のシワを伸ばす

図4　背抜きと足抜き

　ずれや摩擦を予防として、ベッドと患者の背面から殿部を離して、
着衣のシワを伸ばす背抜きを行いましょう。下肢を挙上した場合は、
ベッドと患者の足面を片足ずつ離して、着衣のシワを伸ばす足抜き
を行いましょう（**図4**）。

4.　体位変換時に患者への説明や声かけを行う

　体位変換中に説明や声かけを行うことは、患者の緊張や不安を取
り除くだけでなく、患者の動くことへの自発性を促し、患者自身の
力を生かすことになります。たとえば、はじめに体位変換すること
を患者に説明し、同意と協力を得ます。次に、一行為ごとにケア（体
位変換）の内容を声かけします。このように説明や声かけを行うこ
とは、患者の緊張や不安を取り除くだけでなく、患者の動くことへ
の自発性を促し、患者自身の力を生かすことにつながります。

　このことで、患者が少しでも自分で動こうとすれば、残存能力の
低下を予防でき、看護師の身体的負担も軽減できます。

ぐんぐん↑ポイント
**患者の目を見て説明や声かけを
しよう！**

体位変換を行っているとき、技術に
集中して気をとられ、患者の顔を見
て説明や声かけすることに行き届か
ないことがある。相手の目を見て話
すことは信頼関係を築くうえで、と
ても大切なことである。ケアを行っ
ているときも相手の目を見て、説明
や声かけを行うように意識をしよう。

仰臥位から側臥位への体位変換

ここでは、仰臥位から側臥位への体位変換の手順を説明します。

水平移動を行ってから、側臥位になる

仰臥位から側臥位に体位変換するとき、まず、患者をベッドの側臥位になる向きと反対のほうへ水平移動します。患者はベッドの中央に仰臥していることが多いため、そのままの位置で側臥位にするとベッドの端に寄ってしまい、転落の危険性があるからです。

側臥位になる向きの上肢を体幹から離してから側臥位になる

水平移動に続いて側臥位になるときは、腕組みを外し、下になるほうの上肢を顔の横に出してから身体を横に倒します。横に出しておかないと、側臥位になったときに上肢が身体の下敷きになってしまうからです（図5）。

ただし、上肢を顔の横に出すときに気をつけてほしいことがあります。上肢を横に出すときは、一度、前腕を伸展させて肩関節を外転させてから肘を曲げます。腕組みを外した後、そのまま横に出そうとすると、肩関節に負担がかかるので注意しましょう（図6）。

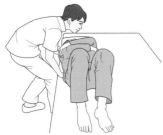

①患者に上肢を組んでもらい、側臥位にする側と反対側に水平移動する

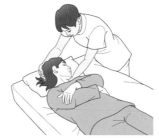

②看護師はベッドの反対側に移動する。患者の頭部を持ち上げ、枕を手前に引き、患者の顔を側臥位にする側に向ける

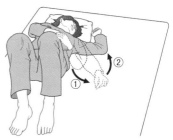

③組んだ上肢をほどき、下になるほうの上肢を顔の横に出す。上になる上肢はそのまま胸や腹部の上に乗せておく

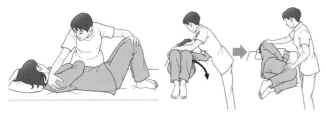

④患者の肩と膝を持ち、膝を手前に倒すときの回転を利用して、腰部、背部、肩甲部を回転させて側臥位にする

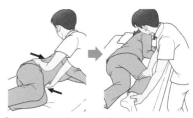

⑤患者の肩甲部と腸骨部の位置を調整する。それぞれ両側に手を当てて、上に当てた手を手前に引き、下に入れた手を奥に押して体位を安定させる。下肢も安楽な体位になるよう、上側の下肢を調整する

図5　仰臥位から側臥位にする手順

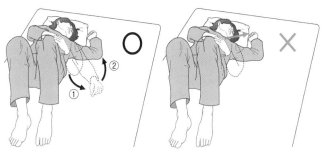

上肢を顔の横に出すときは、前腕を一度伸展させて（①）、肩関節を外転させてから肘関節を屈曲し直す（②）。腕組みを外してそのまま前腕を外転させようとすると肩関節に負担がかかる

図6　上肢を横に出すときの禁忌事項

仰臥位から側臥位への体位変換における留意点

 ### 麻痺側が身体の下にならないように行う

　片麻痺がある患者が側臥位になる場合、麻痺側が下にならないようにすることが基本です。麻痺側が下になると、体重による圧迫が循環障害や麻痺障害を引き起こし、症状を悪化させてしまうためです。患者の状態を十分に把握したうえで体位変換を行いましょう。

 ### 褥瘡の危険がある患者の場合は
30度側臥位にする

　90度側臥位にすると、仙骨部の体圧は取り除くことができますが、大転子部や腸骨部の体圧は高くなるので、そこに褥瘡が発生し

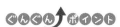
安楽な体位に安定させよう！
肩甲部や腸骨部、下肢の位置を調整することで、身体とベッドの触れる面積が広くなり、効率よく体圧が分散される。また、患者の支持基底面が広くなることで、体位も安定しやすくなる。

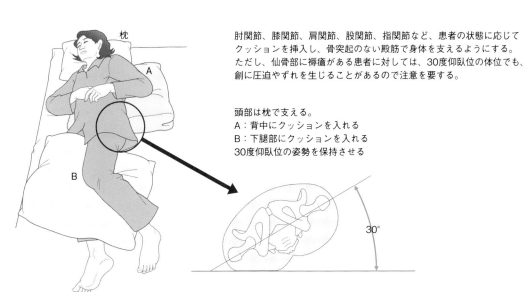

肘関節、膝関節、肩関節、股関節、指関節など、患者の状態に応じてクッションを挿入し、骨突起のない殿筋で身体を支えるようにする。ただし、仙骨部に褥瘡がある患者に対しては、30度仰臥位の体位でも、創に圧迫やずれを生じることがあるので注意を要する。

頭部は枕で支える。
A：背中にクッションを入れる
B：下腿部にクッションを入れる
30度仰臥位の姿勢を保持させる

図7　30度側臥位

やすくなります。そのため、褥瘡の危険がある患者の場合は、30度側臥位の体位になることが望ましいとされています。

30度側臥位は、骨突出のない殿部の大きな筋肉で身体を支えることができ、さらに身体とベッドと触れる面積が広いため、効率よく体圧を分散することができます。患者の状態に応じて、必要時には、クッションや安楽枕を用いて安全・安楽な体位に調節できるように工夫し、援助を行っていきましょう（**図7**）。

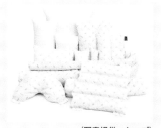

ぐんぐん↑ポイント

ポジショニングクッション

体位変換やポジショニングで使用するクッションには多くの種類がある。ブーメラン型やいかだ型など身体の形状や除圧したい部分を考慮し、正しく選択することが大切である。また、長時間の使用による蒸れ予防に、メッシュや通気性に優れた素材のクッションもある。患者の好みに配慮してクッションを使用する。

（写真提供：ケープ）

One Point Lesson ポジショニング

ポジショニングでは、患者の良肢位を保持して行われることが多くみられます。

良肢位とは、関節拘縮などで動かなくなった場合、他の関節の動きにより日常の動作への支障を最小限にとどめることができる肢位のことです（**図8**）。

患者によっては、関節の状態や安楽だと感じる肢位は異なるため、個々の状態に応じて体位を調整することが重要です。

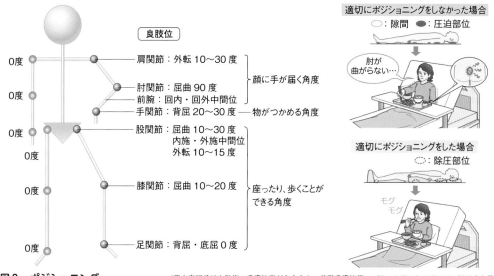

図8　ポジショニング　（藤本真記子ほか監修：看護技術がみえる1、基礎看護技術、p.81、メディクメディア、2018より改変）

chapter 7　移動・移送

移動は、日常生活のなかで行われる動作の１つです。自分の力で移動することが難しい患者の場合は、援助が必要となりますが、援助が必要な患者であっても、患者自身の機能を最大限に発揮できるよう方法や道具を工夫し、安全・安楽に配慮した援助が求められます。

移動・移送の基本知識

移動・移送の援助手段の選択とは？

患者の状況を見極め、移動や移送時の方法を選択します（**表1**）。
移動・移送時に補助具を使用する場合は、使用前に必ず点検を行

表1　移動・移送の援助手段

種類	適用	種類		留意点
杖	歩行はできるが、立位のバランスが悪い	T字杖	多脚杖	三脚杖や四脚杖は荷重時の安定性は高い。しかし、凸凹がある路面、段差など、体重を垂直に支持できない場所では不安定になりやすい
歩行器歩行車	立位のバランスが悪い	歩行器	四輪歩行車	後方に転倒する可能性があるため、重心を前方に位置する必要がある
車いす	支えがあれば座位をとれる	自走式車いす	座位変形型	麻痺がある場合は、麻痺側の腕や足が車いすからはみ出して腕が車輪に巻き込まれたり、足がフットレストの間に挟まったりする危険性がある。また、点滴ルートや酸素チューブ、膀胱留置カテーテルやドレーン類が車輪に巻き込まれたり、引っ張られたりすることのないように確認をする
ストレッチャー	座位をとることが困難である。もしくは制限されている	ストレッチャー（写真提供：パラマウントベッド）		移乗・移送をする際には、必ず2人以上の人員を確保し、安全の確保に努める。点滴ルートや酸素チューブ、膀胱留置カテーテルやドレーン類が移乗時に引っ張られて抜去されたり、身体の下に入り込んでいたりすることがないよう確認をする

（村中陽子ほか編：学ぶ・活かす・共有する 看護ケアの根拠と技術、p.60、医歯薬出版、2019を参考に作成）

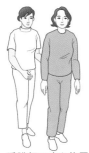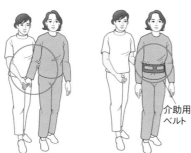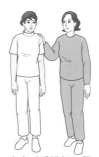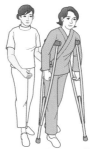

看護師の立ち位置は患者のやや後方、患側や不安定な側に立つ	看護師が患者を支える場合	患者が看護師の肩につかまる	患者が補助具を使用した場合にも、患者のやや後方、患側や不安定な側に立つ

図1　歩行時の看護師の見守り

いましょう。点検を怠った状態で使用すると、思わぬ事故につながることもありますので、使用する補助具の構造をよく理解のうえ、点検、作動確認をしてから使用するようにしましょう。

杖や歩行器を使った移動・移送

 ### 杖や歩行器を使った移動・移送の注意点とは?

　杖や歩行器を使って歩行する患者を見守るときは、患者の後ろかつ患側（不安定な側）を歩きます。その際、看護師が患者から離れすぎていると、患者が姿勢を崩したときにすぐに対応することができません。患者につかず離れずで、万一のときにすぐに対応できるぐらいの位置から見守りましょう（図1）。

　また、片麻痺の患者は、麻痺側にバランスを崩すことが多いので、麻痺側の後ろに位置しましょう。

車いすを使った移動・移送

 ### 段差があるときの注意点とは?（図2）

　小さな段差があるところを通過する際は、「少し揺れますよ」と患者に声をかけてから進みます。大きな段差があるところでは、いったん車いすを止めます。段差を越える場合は、①段差を越えるために車いすを後ろに傾けること、②背もたれに寄りかかってもらうことを伝えます。そして、ティッピングレバーを足底で支えて、てこの原理を利用して前輪を浮かせ、前輪で段差を上がります（図2）。

　段差を降りる場合は、前向きに進むと患者が前のめりになり、ず

- サイズの合った履物（サイズが合っていないと、動きの妨げになる）
- かかとがおおわれた履物（スリッパは脱げたり、滑ったり、つまずきの原因になる）
- サイズの合った服（サイズが合っていなかったり、ズボンの裾が長いと踏んでしまったり、動きの妨げになる）
- 床が濡れていないか確認（滑ってしまい転倒の原因になる）
- 障害となる物がないか確認（ぶつかってケガの原因になる）

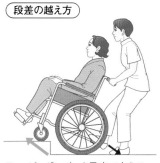

段差の越え方

ティッピングレバーを足底で支える。ハンドルを回転軸に対して垂直方向に引くことで、前輪を持ち上げる

段差の降り方

後ろ向きになり、後輪を段差に付けながら降りる。後輪が降りたら、ティッピングレバーを支えて前輪を浮かせて下がり、静かに前輪を着地させる

図2　段差の越え方と降り方

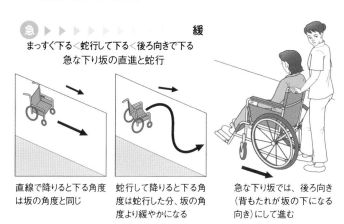

急 ▶ ▶ ▶ ▶ ▶ ▶ ▶　　　緩
まっすぐ下る＜蛇行して下る＜後ろ向きで下る
急な下り坂の直進と蛇行

直線で降りると下る角度は坂の角度と同じ

蛇行して降りると下る角度は蛇行した分、坂の角度より緩やかになる

急な下り坂では、後ろ向き（背もたれが坂の下になる向き）にして進む

図3　坂道の下り方

り落ちる可能性や恐怖や不安を感じることにつながるので、後ろ向きになって後輪からゆっくり降ろします。

坂道（下り坂）での注意点とは？(図3)

緩やかな坂道では、車いすを手前に引くようにしながら前向きに下ります。

急な坂道では、後ろ向きにして看護師の後ろ足に体重をかけながらゆっくりと下ります。前向きに進むと患者が前のめりになり、ずり落ちる可能性や恐怖や不安を感じることにつながるためです。

または、ゆっくり蛇行しながら前向きに下ると傾斜が緩やかになり、加速を抑えることができます。

エレベーターでの乗降時の注意点とは？(図4)

エレベーター内では、扉側を向くのが自然であり、介助者がいる場合は、降りる際を考慮し、後ろ向きに乗り、ブレーキをかけます。

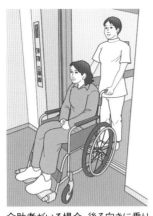

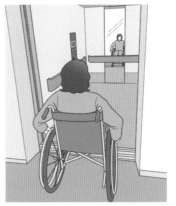

介助者がいる場合、後ろ向きに乗り、ブレーキをかける

自走で車いすを操作する場合、エレベーター内の鏡を使用し、安全を確保する

図4　エレベーターでの乗り方、降り方

自走で車いすを操作できる場合は、自分では背部が見えないため、エレベーター内の鏡を使用し、安全を確保するために前向きに入り、後ろ向きで降ります。

車いすを押すスピードはどの程度ですか?

座っていると目線が低くなり、立っているときよりも動きが速く感じられます。看護師にとっては普通に歩く程度のスピードで押していても患者には速く感じられ、不安感や恐怖を感じます。意識してゆっくり押すように心がけましょう。

One Point Lesson　ベッドから車いすへ移動するときの車いすの配置

車いすは、ベッドに対して斜めに置きます。車いすの車輪がベッドと平行になるように置くと、移乗の際にフットレストが邪魔になり、転倒の危険性があります。また、車輪がベッドと垂直になりように置くと、身体を回転させる動作が多くなってしまいます。

片麻痺があるが、自立している患者の場合は、健側をうまく活用できる配置で車いすを置きます。右片麻痺がある場合は、ベッドとの角度は45度以内で車いすのアームレストに手が届き、ベッド柵もつかむことができる健側の頭側に車いすを置きます（**図5**）。

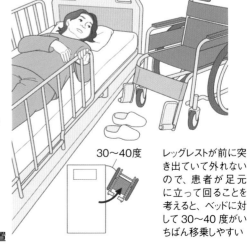

30〜40度

レッグレストが前に突き出ていて外れないので、患者が足元に立って回ることを考えると、ベッドに対して30〜40度がいちばん移乗しやすい

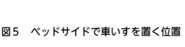

図5　ベッドサイドで車いすを置く位置

ストレッチャーを使った移動・移送

 ベッドからストレッチャーへの移乗の方法は?

　患者をベッドからストレッチャーに移乗する方法は、いくつかありますが、ここでは、2つの方法を紹介します。

①ストレッチャーをベッドの横に並べて患者を水平移乗する場合

　スムーズに患者を移乗できるように、ストレッチャーをベッドと同じ高さか少し低く調節しておきます。また、ベッドとストレッチャーの間に隙間がないように注意し、ベッドもストレッチャーもストッパーがしっかり止まっていることを確認してから移乗をしましょう。ストッパーがかかっていない状態で移乗を開始すると、どちらか、もしくは両方が動いてしまいますし、患者が転落する危険性があります。

　水平移乗するための方法には、スライディングシート、スライディングボード、シーツを使用する方法などがあります（**図6**）。

②看護師3人で患者を抱え上げて移乗する場合

　ストレッチャーの高さをベッドよりも高くしておきます。これは、看護師の立位での重心にストレッチャーを近づけるためです。ストレッチャーが看護師の立位の重心に近ければ、患者を降ろすときの負担を軽減できます（**図7**）。

 ストレッチャーでの移送時の注意点とは?

　ストレッチャーで平面を移送する際、患者の足側のほうから進み、進行方向の安全を確認します。頭側を前にして進むと、患者が進行方向を確認できず不安を与えます。足側に配置している看護師は、

ぐんぐん↑ポイント

ボディメカニクスとは

身体の骨格・筋・神経・内臓などの力学的相互関係からつくり出される姿勢や動作のこと。

＜ボディメカニクスのポイント＞
・対象の身体を小さくまとめる。
・対象の身体と自分の身体を近づける。
・支持基底面を広くする。
・重心を低くする。
・身体の大きな筋群を使用する。
・てこの原理やトルクの原理を応用する。

---

chapter
7

移
動
・
移
送

| 滑らせて移乗する場合 | 持ち上げて移乗する場合 |

スライディングボードなど移乗用具ごと滑らせるタイプでは、持ち手をしっかり把持し、水平に引く。斜めに引くと余分な力が必要となり、また上に引くと患者が転がり落ちてしまう危険性が生じる

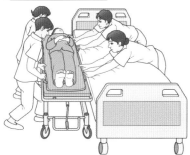

適切な人数の看護師が声をかけ合い、手前は浮かせながら引き、後ろは浮かせて姿勢を保持し、移乗する

図6　移乗用具を使用した水平移乗する方法

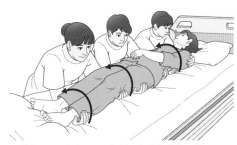

肘をてこの支点にして患者の身体を手前に傾ける

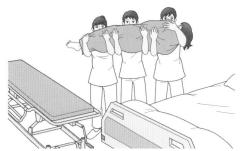

頭部が下がると、重力によって血液循環が変化したり、臓器が圧迫されたりして、患者に不快感や不安感を与えるため。3人で患者を持ち上げる場合は、いちばん背の高い看護師が患者の頭部を持って頭部が下がらないようにする

図7　看護師3人で行うストレッチャーへの移乗

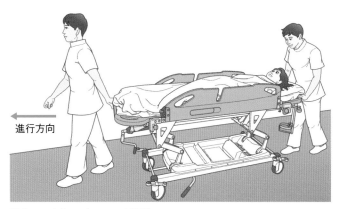

進行方向

図8　ストレッチャーでの移送

先導役をし、頭側に配置している看護師は、患者に声かけをしたり状態を観察したりする役目を担います。

 角を曲がるときはどのようにしますか?

　角を曲がるときは遠心力がはたらくため、勢いよく曲がると、気分不快が生じます。曲がり角に差し掛かったら、患者に声をかけ、頭側を軸にして足側でゆっくり方向を変えて角を通過するようにしましょう。

段差がある場所ではどのようにしますか?

　段差があるところでは、患者に声をかけてストレッチャーを持ち上げて通過します。そのまま通過すると、どんなに小さな段差でもキャスターが段差にぶつかった衝撃で不快を感じます。持ち上げたストレッチャーを降ろすときも極力振動をかけないように注意を払いましょう。

 ### 坂道ではどのように移送させますか?

　上りでは、患者の頭部を進行方向に向けて進み、下りでは、患者の足側を進行方向に向けて進みます。頭部が下がると重力によって血液循環が変化したり、臓器が圧迫されたりして、患者に不快感や不安感を与えるからです。

 ### エレベーターに乗る場合の注意点とは?

　エレベーターを降りるときのことを考え、待っている間にできるだけストレッチャーの向きを変えて頭側から乗り込み、足側から出るようにしましょう。

罨法の基本知識

罨法とは、なんだろう？

罨法は身体の全体や一部を冷やしたり温めたりする技術のことです。症状の緩和や病変の治癒促進、心地よさを与えることができます。罨法には冷罨法と温罨法がありそれぞれ乾性と湿性に分かれています。

表1 温罨法と冷罨法

	湿性	乾性
温罨法	温湿布、温パップ、ホットパック、部分温浴（手浴・足浴）	湯たんぽ、カイロ、電気あんか、電気毛布、CMC製品 **湯たんぽ**（写真提供 fashy japan、マルカ）
冷罨法	冷湿布、冷パップ	氷枕、氷嚢、氷頸、CMC製品 **氷嚢**（写真提供：藤商事）　　**CMC製品**（写真提供：白元アース）

生体への影響は？

● 温罨法

局所に温熱刺激を与えると、血管が拡張し血流量が増加することで代謝が亢進します。それにより疼痛刺激の伝達が妨げられ疼痛の軽減が期待できます。また、心地よさを感じることで副交感神経が

表2 罨法の目的

温罨法	全身の保温、排便促進、発熱の解熱、疼痛緩和（筋肉痛、関節痛）、消炎（慢性期）、安楽、うっ滞の除去
冷罨法	消炎（急性期）、疼痛緩和（頭痛、歯痛）、止血、うつ熱の解熱、安楽

優位になり、精神的な興奮がおさまります。

● **冷罨法**

局所に寒冷刺激を与えると血管が収縮し、血流量が減少するため代謝が低下します。それにより止血や炎症の軽減が期待できます。高体温のときには体表近くの動脈に用いることで体温を下げることもできます。

発熱しているときは
必ず冷罨法を使用するの?

発熱は、脳の視床下部にある体温調節中枢がウイルスなどの刺激を受け、セットポイント（体温の設定温度）が高温側に置き換えられることで起こります（**図1**）。

たとえば、通常時には36℃で設定されていたセットポイントが39℃に置き換えられたとします。そうすると体温は39℃よりも低いため、体温調節中枢は体温を上昇させるために熱の放散を抑制し、熱の産生量を増加するように指令を出します。体温が上昇する過程で悪寒や戦慄が起こるのはそのためです。この体温がセットポイントまで上昇する期間には温罨法を行い、熱の産生を防ぎましょう。

発熱の原因が取り除かれるとセットポイントは元に戻ります。ところが体温はまだ高いままです。そのため、体温調節中枢は熱の放散を亢進させるように指令を出し解熱を促します。このときは冷罨法を用い、熱の放散を助けましょう。

患者の状態をよく観察し、どちらを選択するのかを見極めましょう。

高体温と低体温

高体温（うつ熱）：高体温はうつ熱ともよばれる。高体温は発熱とは異なり、体温調節中枢が機能できなくなることで、体温が無制限に上昇する状態である。熱中症などがこれにあたる。体温が42℃を超えると生命維持に支障をきたす。

低体温：外気温の低下などで代謝が著しく低下し熱の産生量が減少し、熱の放散が過剰になった状態のことである。体温が35℃以下になると体温調節中枢が機能できなくなり、全身の臓器の機能が障害される。

chapter
8

罨法

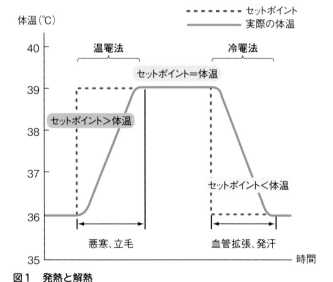

図1　発熱と解熱

炎症のときには温罨法・冷罨法の どちらをつかうの?

　温罨法と冷罨法のどちらにも炎症を抑える効果がありますが、正しく使い分けるためには作用機序を理解することが大切です。

　まず、温罨法は温熱刺激により代謝が亢進することで白血球の貪食作用が活発になります。その結果、慢性期の炎症を抑え、治癒が促進されます。

　一方、冷罨法では寒冷刺激により代謝を低下させることで腫脹や疼痛の進行を抑制します。その結果、急性期の炎症を抑えることができます。

　慢性期の炎症には温罨法、急性期の炎症には冷罨法を使用することが基本ではありますが、患者の状態によっては実施の判断が難しいことがあります。その場合は医師に相談しましょう。

温罨法

湯たんぽにお湯はどのくらい入れるの? お湯の温度は?

　湯たんぽにはゴム製やプラスチック製、金属製などの種類があります。材質によって、用意する際に用いるお湯の量や温度が異なります(**表3**)。

 One Point Lesson 意識障害や知覚障害のある患者に罨法を用いるとき……

　私たちは罨法によって感じる「熱い」や「冷たい」を周囲の人に伝えたり、自分で取り除いたりすることができます。しかし、意識障害や知覚障害のある患者は「熱い」や「冷たい」といった刺激を感じられないだけでなく、自分で取り除いたり訴えたりすることもできません。そのため、熱傷や凍傷を引き起こすことがあります。罨法を用いる際には意識状態や知覚障害の有無を必ず把握し、使用中の観察もかかさず行いましょう。

また、意識障害がなくとも、知覚機能の低下した高齢者や周囲に訴えることのできない乳幼児に対しても十分に注意して使用しましょう。

熱傷

　温罨法で最も気を付ける必要があるのは熱傷です。心地よいと感じる温度であっても長時間にわたって皮膚に接触することで低温熱傷を生じることがあります。44℃のお湯でも3時間から4時間で熱傷を生じます*。そのため、湯たんぽを足元に用いる際は10cm程度離しておきましょう(**図2**)。腹部や背部に直接接触させてしようする場合は、使用する湯の温度は38〜40℃程度とし、接触部位の観察を適宜、行いましょう。

凍傷

　冷罨法も長時間の接触で凍傷を起こす危険性があります。接触している部位を一定時間ごとに確認しましょう。湿潤状態では熱伝導が大きくなり冷えすぎてしまうことがあるので、カバーなどが濡れていないかを確認するようにしましょう。

(*岩永秀子他：ゴム製湯たんぽの安全な使用法の検討—湯たんぽの表面温度とマウスの皮膚組織への影響、日本看護研究学会誌、27(4)：53〜59、2004)

表3　湯たんぽの材質と湯量・温度

材質	湯量	温度
ゴム製	容器の2/3程度	60℃程度
プラスチック製・金属製	容器の注ぎ口まで	70〜80℃

　ゴム製の場合は容器の2/3程度まで60℃程度のお湯を入れます。プラスチック製と金属製は容器の注ぎ口まで70〜80℃のお湯をいれます。

ゴム製の湯たんぽの空気を抜くのはなぜ?

　ゴム製の湯たんぽに空気が入っていると熱伝導率が悪くなり、十分な効果が得られません。また、形が安定せず用いる際に不便です。そのため、お湯を入れた後は台の上に平らに置いて注ぎ口を上に向けて空気を手で押し出します（**図2**）。

湯たんぽの置く位置に注意

　湯たんぽを足元に貼用する場合、足に直接触れると熱傷を起こす危険性があるため、足元から10cmほど離して置きます（**図3**）。
　また、寝返りを打ったときに、足が湯たんぽに当たることがあるので、湯たんぽをタオルで巻くかカバーをしておきましょう。

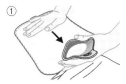
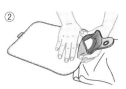
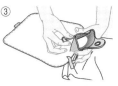

① お湯と空気を追い出し始める（容器中の空気だけを追い出すことは難しいため、口元にタオルを置き、流れ出たお湯を受けられるようにする）

② 口元にかけての狭くなるところに空気が残りやすいので、口元を折り曲げずに押し出す

③ お湯が閉め出される状態で留め金をかけると、空気が少ない状態の湯たんぽができる

※イラストは中の状態がわかるようにしています

図2　湯たんぽの空気の抜き方

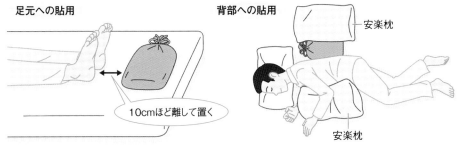

足元への貼用

背部への貼用

安楽枕

10cmほど離して置く

安楽枕

図3　湯たんぽの貼用位置

冷罨法

氷枕に使う氷はどのような形がいいの？

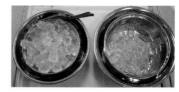

写真1　流水をかけて角をとった氷

　氷枕に使用する氷は、患者に不快感を与えないように角をとる必要があります。角をとることで氷による氷枕の破損を防ぐこともできます。氷枕を準備する際には、氷に流水をかけて角をとっておきましょう（**写真1**）。氷枕に氷を入れた後、水を適量入れ、氷のかたさによる不快感を軽減させることも忘れないようにしましょう。

氷枕の留め具はどのように留めるの？

　氷枕は留め具が上向きになるように用いましょう。なぜなら、下向きにすると留め具が外れやすく水漏れの危険性が高くなるからです。また、留め具が2つ使用できる場合は互い違いに留めることで、留め具が外れた際の水漏れを避けやすくなります（**図4**）。

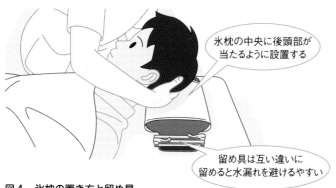

氷枕の中央に後頭部が当たるように設置する

留め具は互い違いに留めると水漏れを避けるやすい

図4　氷枕の置き方と留め具

chapter **9** 検体の採取と取り扱い

検体採取の基本知識

患者の不安な気持ちを理解しよう

検査は、疾患の診断や治療効果の判定などのために行います。医療従事者にとってはささいな検査であっても、患者はどのような結果が出るのか不安をもっています。まず、検査を受ける患者の心理を理解しておきましょう。

また、患者は検査の結果がいつ出るのか、気になる場合が多いので、①いつ検査結果が出るのか、②結果は誰がどのように伝えるのかということを把握し、患者に伝えておきましょう。

患者への検査の説明は十分に行う

検査を実施するにあたっては、検査の目的や方法を十分に説明したうえで了解を得ます。その際、患者が疑問に感じたことやわからないことを、質問できるように配慮することが大切です。

尿、喀痰、糞便のように、患者自身に採取してもらう場合は、患者が理解できるように説明し、理解できたかどうかを確認することが大切です。患者が採取方法を理解して正しく採取しなければ、正しい検査結果を得ることができません。

「血糖」や「腫瘍マーカー」など、病名が推測できる検査もあるので、患者のプライバシーを守るために、周囲に聞こえるような大きな声で説明しないように注意しましょう。また、説明する場所も選択しましょう。

検体の採取方法などの確認は必ず行う

検査によって必要な条件や採取方法などが異なります。指示どおりに採取しなければ目的を果たすことができず、やり直しになります。以下の項目について事前にしっかり確認しておきましょう。
①採取する時間
空腹時に採取するのか、食後に採取するのか。また、安静時に採取するのか、というようなことです。
②採取方法
細菌培養検査の場合は、無菌的に採取・処理します。また、尿の

ぐんぐん↑ポイント
検査結果の考え方
1つの検査項目の結果だけで「正常」「異常」と判断するのではなく、ほかの検査結果、症状、臨床所見などを総合して判断することが大切である。

採取方法にはいくつもの種類があります。

③処理方法

　細菌培養検査の場合は、滅菌試験管・容器に入れます。血液検査で、血液を凝固させてはいけない場合は、採血後すぐに抗凝固薬と混和させなければなりません。検査により、使用する抗凝固薬や用量（血液との比率）が異なるので、注意が必要です。

 ## 検体採取後、検体を速やかに提出する

　検体採取後、速やかに検査室に提出しなければ、成分が変化してしまい、正確な検査データが得られません。たとえば、尿の培養検査の場合は、提出が遅れると尿中の大腸菌が増殖し、感染の主原因となっている微生物を誤る可能性があります。

　検査室が閉まっているときなど、やむをえず保管する場合は、検体や検査項目に応じて適切に保管します。

ぐんぐん↑ポイント

検査の種類

検査は、検体検査と生理的検査に大別できる。

・**検体検査**：尿検査、便検査、喀痰検査、血液検査など。

・**生理的検査**：X線検査、CT検査、MRI検査、心電図検査、超音波検査など。

尿の採取

 ## 食事や運動の後に採取した尿を定性検査に用いてはいけません

　定性検査は、「ある」「ない」を調べる検査で、「＋」「－」で表記されます。尿の定性検査では、尿中の糖、タンパク質、潜血などの有無を調べます。定性検査には、安静時（夜間）の尿である早朝尿を用いるのが理想的です。食事や運動の後に採取した尿は、それらの影響を受けるため、確実な結果を得ることができません。

 ## 中間尿を採取する際の注意点は？

　排尿の始めと終わりを採取しない尿を中間尿といいます。細菌検査に中間尿を用いるのは、尿道の細菌や分泌物の混入を防ぐためです。できるだけ膀胱内に貯留している状態の尿を採取しなければ、尿路の細菌の有無などを判定できません。

　通常は、尿道口を消毒綿で拭いた後、中間尿を滅菌紙コップに採取し、滅菌スピッツに取ります。患者が理解できるように、無菌操作の必要性と採取時の注意点を説明しておきましょう。

 ## 患者への蓄尿方法の説明を十分に行う

　蓄尿は、1日（24時間）に排泄されたすべての尿を蓄尿バッグなどに溜め、1日の尿量や1日量から計算されるクレアチニン・クリアランス、ホルモン代謝産物、電解質、タンパク定量、糖定量など

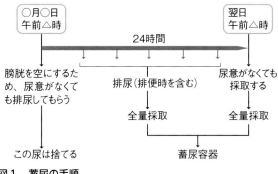

図1　蓄尿の手順

を調べる検査です。

　蓄尿開始時刻と終了時刻には、尿意がなくても排尿してもらい、開始時刻の尿は捨て、終了時刻の尿は蓄尿します（**図1**）。開始時刻の尿を捨てるのは、蓄尿を始める前に膀胱を空にするためです。このことを厳密に守らなければ、検査を正確に実施できないので、患者にわかるように説明し、理解できたかどうかを確認しましょう。

　蓄尿の容器は、蓄尿バッグや蓄尿ボトルのほか、器械を使用している施設もあります。蓄尿バッグや蓄尿ボトルを使用している場合は、蓄尿終了後に尿量を測定し、全尿を撹拌してから一部を容器に採取して提出します。

　器械にはさまざまな種類がありますが、1台の器械を複数の患者で共有でき、排尿のたびに尿を入れていくだけで尿量などを測定できるようになっています。設定方法と操作の仕方を理解し、患者に説明しましょう。

　防腐剤を使用する場合は、検査項目によっては結果に影響を与えるものがあるので注意が必要です。

基礎知識

●尿検査の種類

　尿検査には、次の3つの種類があります。

①尿一般検査

　尿中に含まれている成分を分析し、腎疾患、肝機能障害、代謝障害などの診断に役立てる検査です。また、そのほかの臓器の疾患のスクリーニングにも用います。主な検査項目は、尿比重、尿pH、尿タンパク、尿糖、ケトン体、尿潜血、ビリルビン、ウロビリノゲンなどがあります。

②尿細菌検査（尿培養検査）

　主に、細菌性尿路感染症の診断に用いる検査です。

③尿細胞診検査

　悪性細胞の有無を判定するために行う検査です。腎細胞がん、膀胱がん、尿管がんなどの診断に役立てます。

ぐんぐん↑ポイント

尿量

成人の1日の尿量は、通常は1000〜1500mLである。しかし、季節、年齢、生活内容などによって大きく変わる。

chapter
9

検体の採取と取り扱い

ぐんぐん↑ポイント

蓄尿時の注意点

検査の内容によって、防腐剤を入れてはいけなかったり、特別な薬剤を入れることがあるので、患者ごとに検査内容を確かめる。

ぐんぐん↑ポイント

尿試験紙法

尿量が少なくスピッツに入れて検査をする場合でも、試験紙がしっかり湿潤するためには最低10mL程度が必要である。

表1　尿検査でわかること

尿一般検査	腎疾患：腎炎（糸球体腎炎、腎盂腎炎）、ネフローゼ症候群、腎不全など 肝機能障害：肝炎、肝硬変、黄疸など 代謝障害：糖尿病など その他の臓器：心不全状態、酸塩基平衡異常、出血性素因、凝固異常、異常タンパクの有無
尿細菌検査	細菌性尿路感染症：腎盂腎炎、膀胱炎、尿道炎など
尿細胞診検査	悪性腫瘍：腎細胞がん、膀胱がん、尿管がんなど

基礎知識

● **尿の採取方法と採取時間**

　検体に用いる尿には、さまざまな分類があります。以下は、採取方法と採取時間による分類です。検査によって用いる検体尿が異なるので、言葉の意味を理解しておきましょう。

《採取方法による分類》

①自然尿

　自然に排泄された尿。次の4種類があります（**図2**）。

・中間尿：排尿の始めと終わりを採取せず、中間だけを採取する尿のことです。主に細菌検査に使用します。排尿開始の尿には尿道口付近の細菌が混入しやすく、排尿の終わり頃の尿には分泌物が混入しやすいからです。

・初尿：排尿の始めの尿のことです。主に淋菌やクラミジアの有無を調べる検査に用います。

・分杯尿：排尿を前半と後半の2つに分けて採取する尿のことです。主に尿路内の出血や炎症部位を調べる検査に用います。

・全尿（蓄尿）：1日（24時間）に排泄されたすべての尿のことです。蓄尿バッグなどに溜めます。1日の尿量や、1日量から計算されるクレアチニン・クリアランス、ホルモン代謝産物、電解質、タンパク定量、糖定量などを調べます。

②カテーテル尿

　尿道にカテーテルを挿入して採取する尿のことです。自然排尿が困難な場合や、細菌検査を行うときに用います。

③膀胱穿刺尿

　膀胱に穿刺して採取する尿のことです。自然排尿やカテーテルでの採尿が困難な場合に用います。

《採取時間による分類》

①早朝尿（起床時尿）

　就寝時の排尿の後、朝起きてすぐに採取する尿のことです。入院患者の検査には、ほとんど早朝尿が使用されます。尿中成分を多く含み、食事や運動の影響を受けない安静時（夜間）の生体の状態を反映しているからです。

②随時尿

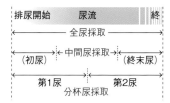

図2　自然尿の採取方法

ぐんぐん↑ポイント

尿検査の注意点

①女性患者の場合、血液が混入する可能性があるので、生理日の採尿は避ける。

②服用している薬剤の影響で肉眼的に血尿にみえることがあるので、検査結果と合わせて総合的に判断する。

任意の時間に採取する尿のことです。早朝尿に比べると尿中成分が減少していますが、患者に負担がかからず、新鮮な尿を検査することができます。

③時間尿

一定の時間内に排尿するすべての尿のことです。腎機能検査に用います。

糞便の採取

潜血検査に用いる糞便の採取は数か所から採取しよう

潜血検査は、消化管の出血の有無を調べる検査で、主に消化管疾患の診断を目的に行います。血液は糞便に均一に混じっているわけではなく、糞便の場所によって混入の有無が異なるため、糞便を数か所採取して容器に入れます。

汚染防止を徹底しよう

糞便の中には、病原微生物などが含まれていることがあるからです。そのため、採取するときはディスポーザブル手袋を装着し、使用した物品は医療廃棄物容器に捨てるなどの汚染防止に努めることが大切です。

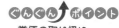
糞便の取り扱い

①糞便を採取後は、速やかに検査室に提出する。とくに、赤痢アメーバの検出を目的とした細菌検査は、検体が温かいうちに検査しなければ検出できない。

②糞便が乾燥しないように、必ず容器の蓋をしよう。

One Point Lesson 細菌検査用の中間尿の採取

患者自身に尿を採取してもらう場合は、以下のように手順を患者に説明し、蓋つき滅菌紙コップ、ディスポーザブル手袋、消毒綿球を渡します。

《説明の仕方》

❶石けんで手を洗い、ディスポーザブル手袋を装着してください。

❷排尿する前に、尿道口を消毒綿球でていねいに拭いてください。

❸尿の最初と最後は取らずに、中間の尿を紙コップの 2 / 3 くらい入れてください。

❹尿を取ったら、すぐに紙コップの蓋を閉めてください。

❺紙コップと蓋の内側は触らないようにしてください。

●糞便検査の種類

①肉眼的検査（図3、表2）

　糞便の色、性状、臭気などからさまざまな情報を得ることができる検査です。

②潜血検査

　消化管の出血の有無を調べる検査のことです。主に消化管疾患の診断を目的に行います。

③細菌培養検査

　主に腸管感染症の原因を調べるために行う検査のことです。

④虫卵検査

　虫卵の有無を調べる検査のことで、最近はあまり行われていません。

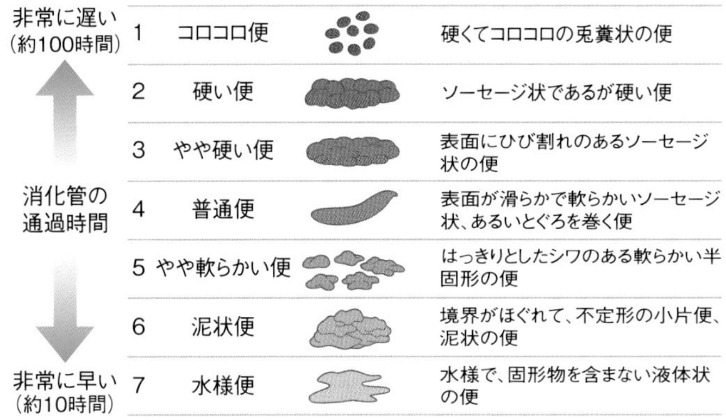

非常に遅い（約100時間）	1	コロコロ便		硬くてコロコロの兎糞状の便
	2	硬い便		ソーセージ状であるが硬い便
消化管の通過時間	3	やや硬い便		表面にひび割れのあるソーセージ状の便
	4	普通便		表面が滑らかで軟らかいソーセージ状、あるいとぐろを巻く便
	5	やや軟らかい便		はっきりとしたシワのある軟らかい半固形の便
	6	泥状便		境界がぼやけて、不定形の小片便、泥状の便
非常に早い（約10時間）	7	水様便		水様で、固形物を含まない液体状の便

図3　ブリストルの便スケール

（排泄ケアナビ：消化吸収のメカニズム－ブリストルスケールによる便の性状分類、
http://www.carenavi.jp/jissen/ben_care/shouka/shouka_03.html より改変）

表2　糞便の肉眼的所見

項目	所見	
形状	ブリストルスケール（**図3**）参照	健常者は有形軟便
硬度	硬便、普通便、軟便、泥状便など	
便量	1～2回/日、100～200g	
色調	・黄色：下痢便 ・緑色：下痢便（ビリベルジンのまま排泄。とくに小児） ・黒色便（タール便）：上部消化管出血、鉄剤などの服用 ・鮮紅色：下部消化管出血 ・灰色便：閉塞性黄疸、バリウム服用時	正常なら淡褐色～黄褐色
臭気	・特有の臭気：腸結核、赤痢 ・肉食中心→腐敗臭 ・脂肪分・糖質の多量摂取→酸臭	
肉眼的観察	・血液：直腸、下部大腸からの出血、肛門部出血 ・粘液：腸管の炎症、感染症 ・異物：結石、誤飲による異物など ・食物残渣：消化不良時 ・膿汁：大腸の感染症、潰瘍の二次感染	

喀痰の採取

 ## 喀痰の中に唾液が混じらないようにする

　喀痰検査には、自然に喀出した痰を用いるのが一般的です。患者に自分で採取してもらうので、採取の仕方や注意点を説明しておきましょう。

　喀痰の採取は、起床時、歯磨き・含嗽の後に行ってもらいます。起床時に喀痰の採取を行うのは、夜間に貯留した分泌物が、体動によって喀出しやすくなっているからです。歯磨きや含嗽を先に行うのは、口腔内の常在菌を除去するためです。

　滅菌容器に直接、痰を喀出してもらいますが、このときに最も注意すべき点は、唾液の混入を防ぐことです。喀痰に唾液が多量に混じると検査ができず、もう1度採取しなおさなければなりません。唾液が混じらないように患者に注意を促しましょう。

基礎知識

● 喀痰検査の種類

①肉眼的検査

　喀痰の色、性状、においで、ある程度疾患を予測する検査です（表3）。異常が認められれば、さらに詳しい検査を実施します。

②細菌検査

　一連の細菌検査を行って、有効な抗菌薬を選択します。喀痰の色で、原因微生物を推定できることもあります。

表3　喀痰の性状

外観	種類	色	原因	原因疾患
	粘液性痰	透明～白色	気管支粘液腺の過形成	慢性気管支炎 喘息
	膿性痰	白黄色～淡黄色 緑色 錆色	気道や肺の細菌感染	気管支炎 肺炎
	漿液性痰	透明～白色	肺、気管支の毛細血管の透過性亢進	肺胞上皮がん 肺水腫ではピンク色の泡沫状痰がみられる
	血性痰	茶色 暗赤色 血線入色	気道、肺に及んだ組織破壊性の病変により血液が気道に入り込む	気管支拡張症 肺がん

③細胞診検査

　スライドガラスに喀痰を塗布し、顕微鏡で悪性細胞の有無を観察する検査です。悪性細胞が検出された場合は、胸部X線検査や気管支鏡検査など、より詳しい検査を実施します。

血液の採取

基礎知識

●採血に用いる部位

　一般的に採血によく用いる血管は、弾力があり、太く、まっすぐな血管が適しており、神経を避けるように選択します。前腕の橈側皮静脈、尺側皮静脈、肘正中皮静脈などです（**図4**）。

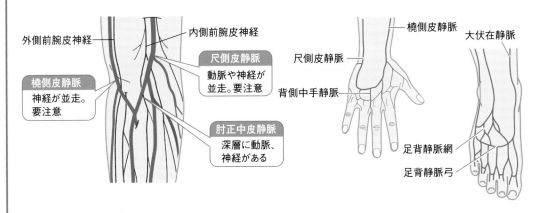

外側前腕皮神経
内側前腕皮神経

尺側皮静脈
動脈や神経が並走。要注意

橈側皮静脈
神経が並走。要注意

肘正中皮静脈
深層に動脈、神経がある

橈側皮静脈
大伏在静脈
尺側皮静脈
背側中手静脈
足背静脈網
足背静脈弓

図4　採血に用いる部位

 駆血帯を強く締めすぎない

　駆血帯を強く締めすぎると、動脈も圧迫してしまいます。そうすると、末梢へ流れる血液量が減少してしまうので、静脈血の還流量も減少し、血管が怒張しにくくなります。静脈が見えにくいからといって強く締めすぎると逆効果になり、患者にも苦痛を与えてしまいます。静脈が細い患者や見えにくい患者には、次の方法をとってみましょう。
①駆血帯を巻く前に、穿刺部位の周辺を蒸しタオルなどで温める。
②駆血帯を巻き、静脈を末梢から中枢に向かってやさしくマッサージをする。
③親指を中心にして、手を握ってもらう（グーパーはさせない）。
④腕を心臓より下になるようにし、重力でうっ血させる（アームダウン）。
⑤穿刺部位を軽く叩く。

無菌操作で注射器の準備を行い、患者に同意を得た後、次の手順で採血を実施します。

❶腕を肘枕の上に置いて伸展させ、刺入する静脈を選択する。実際に手で静脈に触れて、血管の走行や太さ、弾力などを確認して決める。

❷刺入部から7〜10cm中枢側に駆血帯を巻き、患者に母指を中にして軽く手を握ってもらう。採血の妨げにならないように、駆血帯は結び目が中枢側にくるように巻く（**図5**）。

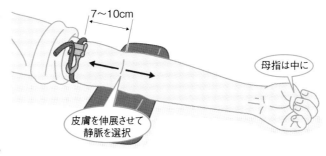

7〜10cm

母指は中に

皮膚を伸展させて静脈を選択

図5　駆血帯の巻き方

❸アルコール綿で刺入部を消毒する。円を描くように2回拭き、乾くまで待ちます（**図6**）。

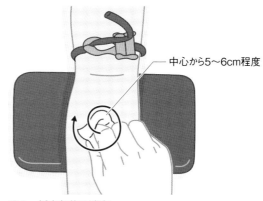

中心から5〜6cm程度

図6　採血部位の消毒

❹利き手に採血管ホルダー（または注射器）を持ち、もう一方の手で、刺入する部位より3〜5cm手前の皮膚を伸展させる（**図7**）。こうすることで血管が固定され、穿刺しやすくなる。

❺注射針の刃面を上にして、皮膚との角度が15〜20度になるように保ち、血管の走行に沿って刺入する。刺入後は、針が動かないようにしっかり固定する。

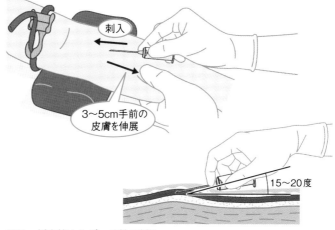

刺入

3〜5cm手前の皮膚を伸展

15〜20度

図7　採血管ホルダーの針の刺入

❻**真空採血管を使う場合**：刺入後、しびれの有無を確認し、真空採血管を差し込む（**図8**）。必要量の血液が流入したら真空採血管を抜く。次に駆血帯を外し、刺入部位をアルコール綿で押さえながら針を抜く。

注射器を使う場合：ゆっくりと内筒を引く。強く引くと溶血を起こすので注意する（**図9**）。

❼必要量の血液を採取したら、駆血帯を外して刺入部位をアルコール綿で押さえながら針を抜く。

❽刺入部を5分間圧迫して止血し、乾燥綿を当てて絆創膏を貼る。圧迫だけ行い、揉んだりはしない。

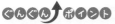

採血の時間

原則として、駆血後2分以内に採血を終えるようにする。駆血時間が長くなると、血液凝固の反応が活性化する。

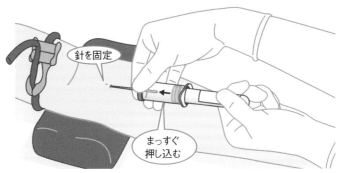

図8　真空採血管の挿入

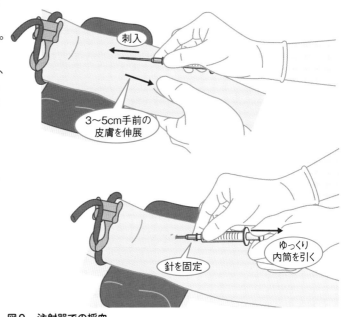

図9　注射器での採血

駆血帯の結び目が末梢側向きにならないようにする

　駆血帯は、刺入部から7～10cm中枢側に巻きます。このとき、結び目が中枢側にくるように巻きます。結び目が末梢側にくると、刺入部が見えにくくなって採血の妨げになりますし、結び目と針があたり、清潔部を確保できなくなります。

刺入角度は15〜20度にする

　注射針は、皮膚に対して15〜20度の角度で刺入します。これ以上小さな角度で刺入すると血管に届きませんし、逆に大きな角度で刺入すると、血管を突き破ってしまう危険性があります。

採血管ホルダーはしっかり固定する

　刺入後は、針先が動かないように、採血管ホルダーをしっかり固定することが大切です。針先が動くと、血管を損傷したり、必要な血液量を採取できないことがあります。

駆血帯を1分間以上巻かないようにする

　1分間以上圧迫すると、血液がうっ血して血液の組成に変化が生じる可能性があるため、正確なデータを得ることができません。駆血帯を巻いた後、速やかに採血できるように、技術をマスターしておくことが大切です。

ぐんぐん↑ポイント
駆血帯を巻くときの注意点
駆血から注射針刺入までに1分以上かかった場合は、一度駆血帯を外して、再度駆血しなおす。理由は、①血流遮断が長くなるとしびれが発生して苦痛を感じやすい、②採血の場合、浸透圧が変化して血液成分が変化するからである。駆血前に、空気抜きの再確認や手袋装着などをすませておこう。

血液を凝固させてはいけない

　血液は血管から外に出ると固まろうとする性質をもっていますが、凝固すると検査データに影響を及ぼしたり、測定できなくなる検査項目があります。そのため、検査によっては採血後すぐに抗凝固薬と混和しなければなりません（図10）。使用する抗凝固薬と用量（血液との比率）は検査によって異なりますから、注意して確認しておきましょう。

溶血を起こしてはいけない

　溶血とは、赤血球膜が破壊されてヘモグロビンが赤血球から遊離した状態のことをいいます。溶血は、主に生化学検査のデータに影響を与えます。溶血の原因は、①採血時の細い針の使用（23Gより細い針は使用しない）、②採血時の強い吸引、③抗凝固薬と混和する際に強く振る、④採血後の長時間放置、などです。抗凝固薬を混和する際は、採血後すぐにやさしく転倒混和します。

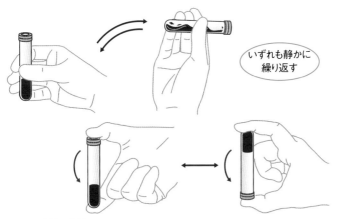

いずれも静かに
繰り返す

図10　血液の混和

● 血液検査の種類

①血液一般検査

　白血球・赤血球・血小板の血球数、赤血球に関連したヘモグロビン濃度やヘマトクリット値、白血球分画などを調べる検査です。疾患の鑑別や治療のモニタリング、予後の判定などに重要です。

②凝固・線溶検査

　血液の凝固・線溶系の働きに異常がないかどうか、またどこに異常があるのか、などを調べる検査です。

③生化学検査

　血液中の成分（各種酵素、電解質、タンパク質、脂質、糖質など）を調べる検査です。疾患の鑑別や治療のモニタリング、予後の判定などに重要です。

④免疫血清検査

　抗原・抗体反応を応用して、①ホルモン、腫瘍マーカー、血清タンパク質などの血中の微量成分の測定、②感染症における抗体の検出、③膠原病などの自己抗体の検出、などを行う検査です。

⑤細菌検査（細菌培養検査）

　細菌感染症の有無を調べたり、病原菌を同定するために行う検査です。

ぐんぐん↑ポイント

ヘパリンロック部位からの採血

ヘパリンロック部位から採血すると、ヘパリンが血液に混入してAPTT延長などの検査に影響を及ぼすので、原則的には行わない。

ぐんぐん↑ポイント

検査データに影響を与える因子

①**薬剤**：できるだけ影響を小さくするために、血中濃度が低いときに採血する。輸液を行っている場合は、反対側の腕から採血する。

②**食事**：中性脂肪の値を測定する場合は、通常は空腹時に採血する。血糖値を測定する場合は、空腹時と食後のどちらに採血するのか、医師の指示を確認する。

表4　採血時の主な合併症

	皮下血腫	血管迷走神経反射	神経の損傷	アレルギー
症状	疼痛	気分不快 顔面蒼白 冷汗、失神など	疼痛 しびれ、など	瘙痒感 発赤
予防と対策	・抜針後適切な止血を行う ・ワルファリンなどを服用している場合は、20分程度圧迫止血を行う ・皮下血腫ができた場合は、通常自然吸収されるのを待つ	・事前に適切な声かけを行い、緊張を和らげる ・以前に採血で気分が悪くなったことがあるか確認する ・症状が出た場合は、採血を中止し、仰臥位で寝かせ、バイタルサインをチェックする	・主要な神経の走行を把握する ・穿刺時は針でさぐったり、何度も刺したりしない ・採血後は、適切な止血について説明する	・事前にアレルギーの有無を確認する ・アルコール過敏症の患者にはポビドンヨードやクロルヘキシジンを用いる ・症状が出た場合は採血を中止し、必要時は専門医に相談する

基礎知識

●採血時の主な合併症

　採血は基本的には安全性の高い手技ですが、まれに合併症が起こることがあります（**表4**）。

ぐんぐん↑ポイント

真空採血管の容器

検査内容によって採取する真空採血管が異なるので、検査内容と採取する採血管が合致しているか確かめる。また、検査結果が極端に異常を示したり、前回と異なったり、症状と一致しないときは再検査を検討する。

chapter
9

検体の採取と取り扱い

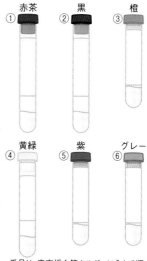

番号は、真空採血管ホルダーに入れる順

真空採血管の色分類
赤茶：生化学検査
黒：凝固機能検査
橙：赤沈検査
黄緑：電解質、染色体
紫：血算（血球数、血液像）
グレー：血糖値、HbA1c

図11　真空採血管の種類

与薬の基本知識

 ### 薬物の吸収・排泄プロセスの理解を 怠ってはいけない

　種々の方法で適用された薬剤は、全身循環に入り、標的器官に達して薬理作用を現します。そして体内に入った薬物は主に肝臓で化学変化を受け、腎臓などから排泄されます。この過程を薬物体内動態とよびます（**図1**）。

①**吸収**：適用された薬物が全身の血液に入るまでの過程である。

②**分布**：全身の血液に入った薬物は血液を介して身体の各組織や作用部位に移行する。

③**代謝**：薬物の大部分は肝臓で化学変化を受け、活性が変化し、水溶性高くなる。

④**排泄**：主として腎臓を介するが、肺、唾液腺、汗腺、乳腺などからも排泄される。

　薬物の体内での働きや吸収時間を理解しておかなければ、いつ、何を観察すればよいのかわからず、副作用の出現などを見逃してしまう危険性があります。

　いずれの与薬法においても②～④のプロセスは同じですが、①の

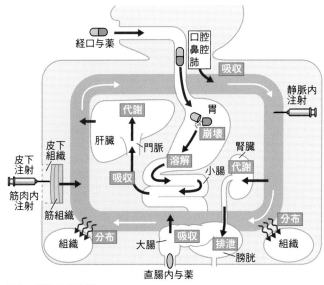

図1　薬物体内動態

ぐんぐん↑ポイント
吸収から排泄へ
生体に適用された薬物は吸収されて血液中に入り、体内に分布し、代謝されて体外へ排泄（排出）される。

ぐんぐん↑ポイント
薬物の相互作用
薬物相互作用は、薬物の吸収、分布、代謝、排泄のいずれの過程においても起こるが、代謝過程における薬物相互作用が最も多く認められる。とくに、主要な第Ⅰ相薬物代謝酵素であるシトクロムP450（CYP）の「阻害」と「誘導（発現量増加）」が主な原因となる。複数の薬剤を使用する場合は、相互作用がないか確認が必要である。異なる診療科からの処方では、見逃しがちとなりやすい。相互作用によって思ったような効果が得られないこともあるため、個々の薬剤の性質をしっかり把握しておく必要がある。

段階は与薬法によって異なります（**図2**）。また、口腔内与薬法、塗布・塗擦法などに用いる薬剤には、局所に作用するものもあります。与薬法の種類と与薬部位・剤形の種類を**図3**に示しました。

基礎知識

●各与薬法の特徴

A：経口与薬法

薬剤は食道を通過後、消化管内で崩壊→分散→溶解し、主に小腸の粘膜から吸収されます。その後、門脈を経由して肝臓に入り、肝臓で一部代謝されてから体循環する血液中に移行し、全身に作用します。体循環する血液中に移行する前に、一部が肝臓で代謝されるため、血液中に吸収される薬剤の量は、投与した量より少なくなります。

経口与薬法は、薬効を持続させたいときに適しています。しかし、速い薬効を望む場合や緊急時には適していません。

B：口腔内与薬法

薬剤を口腔内に含み、口腔粘膜から吸収させる方法です。口腔粘膜は血管に富んでいるために吸収が速く、薬効が速く現れます。

とくに舌下は、唾液腺からの唾液の分泌によって速く溶解します。舌下錠の「ニトログリセリン（狭心症治療薬）」は、1〜2分で効果が現れます。

口腔内与薬法に用いる薬剤は、舌下錠のほかに、頬と歯肉の間に置くバッカル錠（例：消炎酵素剤）、口の中に含むトローチ錠（例：口腔創傷の抗菌薬）があります。舌下錠とバッカル錠は全身に、トローチ錠は局所にそれぞれ作用します。

C：直腸内与薬法

坐薬を肛門から直腸内に挿入し、直腸粘膜から吸収させる方法です。直腸は表面積が小さいために、一般的には薬剤の吸収が遅く、薬効の発現も遅いのですが、薬剤ごとに作用の発現時間が異なります。嚥下障害や意識障害などがあり、経口与薬できない患者に適しています。

直腸内与薬法に用いる坐薬には、全身に作用するもの（例：解熱剤、鎮痛剤、抗生物質など）と、局所に作用するもの（例：痔疾患治療薬、下剤）があります。

D：経皮的与薬法（塗布・塗擦法）

薬剤を皮膚・粘膜に塗布したり、擦り込んで皮膚組織から吸収させる方法です。直接皮膚に擦り込んだり、上からガーゼを当てたりする外用剤、そのまま貼る貼付剤や外用薬があります。経皮的与薬法に用いる薬剤は局所に薬理作用を発揮するものがほとんどですが、貼付剤には、全身に作用する心臓病治療薬（ニトログリセリン）や喘息治療薬（ツロブテロール）などもあります。

ぐんぐん↑ポイント

薬の種類

薬の種類は、「医薬品、医療機器等の品質、有効性及び安全性の確保等に関する法律（略称：医薬品医療機器等法）」で以下のように定められている。

①**医薬品**：診断・治療・予防に使われる薬。医療用医薬品と一般用医薬品に分類される。

処方箋医薬品：医薬品のなかで作用の強いもの。購入や使用には医師の処方箋や指示書が必要。

一般用医薬品：医薬品のなかで作用が弱いもの。いわゆる「大衆薬」とよばれるもので、自由に購入できる。

②**医薬部外品**：吐き気や体臭などの予防、育毛・除毛、蚊やネズミなどの駆除を目的にした薬。

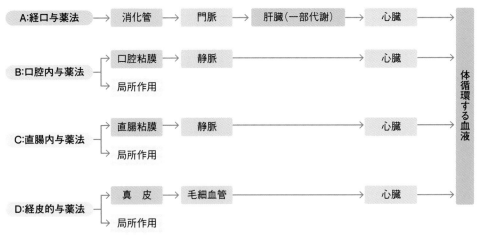

図2　薬剤の吸収経路

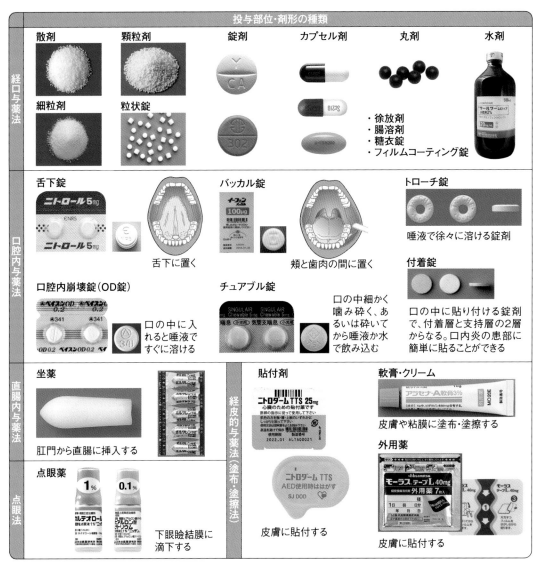

図3　与薬法の種類と与薬部位・剤形の種類

6Rを必ず確認する

6 Rとは、①正しい患者 (Right Patient) ②正しい薬剤 (Right Drug) ③正しい目的 (Right Purpose) ④正しい用量 (Right Dose) ⑤正しい用法 (Right Route) ⑥正しい時間 (Right Time) のことです。確実な与薬には、これら6 Rを確認することが重要です。どれか1つが間違っていても誤薬となります。

6 Rは、与薬前に3回確認しましょうといわれています。3回とは、①薬剤を手にしたとき、②薬剤の1回投与量を準備するとき、③薬剤の残りを定位置に戻すときです。この3回は、薬剤師が調剤の際に確認するタイミングです。看護師も薬袋から薬剤を準備する段階で同じように3回確認しますが、看護師はさらに、実際に患者に与薬する直前に6 Rを確認します。準備が正しくできても、違う患者に与薬すれば事故になります。最終的に与薬する看護師が6 Rを確認することが重要です。さらに、患者が服用した後は、PTP包装シートを回収するなどして服薬確認することも安全性を高めます。

患者の状態やニーズは変化していきます。この薬を使用する目的は何かをしっかり考えて与薬します。処方された薬剤に少しでも疑問があったり、投与時間や薬剤が患者に適していないと判断した場合は、医師に問い合わせや相談をしましょう。

ぐんぐん↑ポイント
確認すべき6つの「R」
①Right patient (正しい患者)
②Right drug (正しい薬剤)
③Right purpose (正しい目的)
④Right dose (正しい用量)
⑤Right route (正しい経路)
⑥Right time (正しい時間)

経口与薬法

 ## 服薬時間が薬効に影響を及ぼす

薬剤を服薬する時間は、「食前」「食間」「食後」「○時間ごと」などと、医師から指示が出ます。これは、吸収に要する時間を考えて、薬剤の血中濃度を適切に保つことで、薬剤の効きすぎによる副作用や、効かなかったりするのを防ぐためです。服薬時間を間違えると、薬効が得られないばかりか、副作用が発生することもありますから、十分に注意しましょう。また、言葉の意味も理解しておきましょう。

食前：食事の30分～1時間前
食間：食後2～2.5時間ぐらい
食後：食直後～30分間ぐらい

ぐんぐん↑ポイント
食前、食間、食後
薬の服用時間を指示するとき、「食前」「食間」「食後」という表現がある。
食前：食事の30分～1時間前に服用するという意味である。食後の作用を期待する血糖降下薬、消化機能改善薬などを服用する。
食間：食後2～2.5時間に服用するという意味である。胃粘膜保護薬のように胃の中が空のときに作用する薬を服用する。
食後：食直後～30分間に服用するという意味である。食事に影響を与える消化酵素薬や胃に刺激を与える薬物などを服用する。

 ## 薬剤は座位か半座位で服用する

仰臥位のままで薬剤を飲むと、誤嚥するおそれがあります。誤嚥を防ぐために、座位か半座位になってもらいましょう。座位や半座

位をとれない場合は、薬剤や水が咽頭部に流れ込まないように、顔を横に向けます。

薬剤は水・ぬるま湯で服用する

固形剤や粉末剤は、水に溶けるようにできています。お茶やジュースなどで飲むと、薬剤の成分と結合、あるいは分解して吸収が悪くなるので、薬効が減弱したり、副作用が増強したりすることがあります。

たとえば、鉄剤を緑茶で飲むと、緑茶に含まれているタンニンが鉄材の吸収を阻害して薬効が減弱します。テオフィリン（気管支拡張薬）を紅茶やコーヒーで飲むと、カフェインによって、悪心、嘔吐、動悸、頻脈などの副作用が増強します。また、テトラサイクリン系の抗生物質を牛乳で飲むと、牛乳のなかのカリウムと結合して不活性化し、薬効が減弱します。

内服用の水やぬるま湯は適量を準備する

経口薬を飲むときの水やぬるま湯の量は、100〜200mL（コップ1杯程度）くらい必要です。水の量が少ないと、胃や腸に接触する薬剤の表面積が小さくなって吸収が悪くなり、薬効が得られにくいからです。また、食道に停滞して食道粘膜を傷害したり、薬剤の刺激によって胃粘膜を傷害する危険性があります。

十分な量の水・ぬるま湯で飲むと、胃や腸に接触する薬剤の表面積が大きくなるので、吸収がよくなります。

オブラート使用の判断

粉末剤が苦くて飲みにくい場合は、オブラートを使用するとよいですが、胃粘膜に直接作用する薬剤や、味覚を刺激して消化液の分泌を促すような薬剤には使ってはいけません。これらの薬剤は、直接、舌や粘膜に触れないと薬効が発揮されないからです。

従来のオブラートに加え、近年では服薬補助ゼリーとしてゼリー状のオブラートがあります。錠剤やカプセル剤を包んで服用するタイプ、顆粒・散剤、漢方薬を混ぜて服用するタイプがあります。

カプセル剤は中身だけを服用してはいけない

カプセル剤が大きくて飲みにくいからといって、勝手に解体して中身の粉末剤だけを飲んではいけません。カプセル剤は、服用後、カプセルが徐々に溶け出して、カプセル内の成分が長時間かけて吸収され、薬効が長時間持続するように考えてつくられています。そ

ぐんぐん↑ポイント

漢方エキス剤はお湯に溶かしてのんだほうがよい

漢方エキス剤は、複数の生薬を煎じた液を乾燥し粉末化させたものである。煎剤に比べ携帯に便利でしかも服用しやすいという利点があり、エキス剤のものが販売されるようになった。このエキス剤をお湯に溶かして飲むと、エキス剤をより煎剤に近くし、漢方特有の味や香りを十分に味わいながら服用することができる。それが刺激となって、薬の効果を高めることもある。また、より吸収されやすく、効く場所に早く届くようにするためにも、漢方エキス剤はお湯に溶かして飲むことを勧めるとよい。

のため、中身だけを飲むと成分がすぐに吸収され、作用時間が短くなってしまいます。また、胃腸障害が生じる危険性もあります。患者がカプセル剤を飲みにくそうにしていれば、医師か薬剤師に相談しましょう。

内服確認も与薬の重要事項

服薬を自己管理している患者の場合でも、服薬したかどうかの確認を忘れてはいけません。飲み終わった空袋や残薬を調べるなどして、確認しましょう。

入院中は規則的な生活や看護師の確認などによって、服薬を忘れることは少ないですが、退院後も薬の自己管理ができるように援助することが大切です。

最近は、服薬の目的、服薬方法、副作用などについて薬剤師が患者に説明することが多くなっていますが、看護師も協力し、患者自身が主体的に取り組めるように指導しましょう。

口腔内与薬法

薬剤は正しい位置に置くこと

口腔内与薬法に用いる薬剤には、舌下錠、バッカル錠、トローチ

ぐんぐん↑ポイント

薬を飲み忘れたときの対応

患者が処方された薬を飲み忘れた場合、対応として注意すべき点は以下のことである。
①飲み忘れに気がついた時点で1回分を服用する。
②次の服用時間が近ければ、忘れた分を飛ばして、次の服用時間に1回服用する。
③2回分を1度に飲まない。
④1日の服用回数が指定されている場合、回数によっておおよその時間をあける。1日1回の場合は8時間以上、1日2回の場合は5時間以上、1日3回の場合は4時間以上とする。

ぐんぐん↑ポイント

経口与薬のポイント

固形剤：舌の中央に乗せる。舌の先に乗せると不随意に動きやすく、舌の奥に乗せると誤嚥や咳反射が起こることがあるためである。
粉末剤：飛散を防ぐために、口腔内を湿らせてから、味覚を感じにくい舌の中央に乗せる。

 One Point Lesson オブラートの使い方

粉末剤は、次のようにオブラートに包むとスムーズに飲めます（**図4**）。
❶水を入れた小皿にオブラートを浮かせ、中央に粉末剤を乗せる。
❷つま楊枝などで粉末剤を包む。
❸小皿の水と一緒にそのまま飲む。
粉末剤の量が多い場合は、2〜3包に分けましょう。

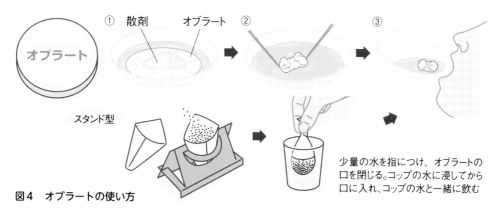

少量の水を指につけ、オブラートの口を閉じる。コップの水に浸してから口に入れ、コップの水と一緒に飲む

図4　オブラートの使い方

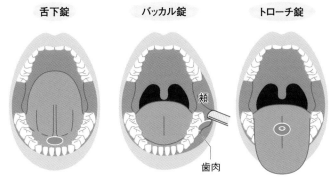

| 舌下錠 | バッカル錠 | トローチ錠 |

頬

歯肉

図5　口腔内与薬での薬剤の置く位置

錠があります。それぞれ薬剤を置く位置が異なるので、間違えては
いけません（**図5**）。間違えると、期待する薬効が十分に発揮されま
せん。

①舌下錠

　錠剤を舌の下に確実に置きます。口腔粘膜は血管に富んでおり吸
収が速いので、薬効が速く現れます。とくに舌下は、唾液腺からの
唾液の分泌によって速く溶解します。

②バッカル錠

　錠剤を頬と歯肉の間に置きます。唾液でゆっくりと溶解させ、持
続的に全身に作用させます。

③トローチ錠

　錠剤を舌の上に置きます。できるだけ長くなめて徐々に溶解させ、
口腔や咽頭の粘膜に持続的に作用させます。

 ## 舌下錠の与薬後はしばらく付き添い
観察を行う

　舌下錠を与薬した場合は、すぐに退室してはいけません。舌下錠
は作用の発現が速いので、しばらく付き添って、効果と副作用を観
察する必要があるからです。効果が現れなかったり、副作用が出現
したら、すぐに医師に連絡しましょう。

　また、舌下錠の服薬の際には、飲み込んでしまわないように注意
を促しましょう。飲み込んでしまうと、肝臓を経由して消化管から
吸収されるので、体循環する血液中に移行するのが遅くなり、作用
の発現が遅くなります。

直腸内与薬法

 ## 坐薬は素手で持たない

　坐薬は体温で溶けるように製剤されているため、素手で持つと溶

ぐんぐん↑ポイント

心電図記録が必要な薬剤
狭心症に使用するニトログリセリン
舌下錠（ニロトペン）では、薬剤の
効果を判断するために、舌下錠使用
前後の心電図記録の指示が出ている
ことがある。事前に確認しておくこ
と。

ぐんぐん↑ポイント

坐薬はなぜ溶けるのか
坐薬は薬剤と基剤を混和して固形化
している。基剤は、カカオ脂やラウ
リン脂などの油脂性、水溶性（親水
性）、乳剤性などであり、そのほと
んどが30℃前後の融点なので、体
内で容易に溶解する。

けて変形してしまう可能性があるからです。必ずガーゼで持つようにしましょう。

坐薬は排便後に挿入する

　坐薬の挿入によって肛門部が刺激されるので、便が貯留していると排便が促されることがあるからです。また、便の貯留によって、直腸粘膜からの吸収も遅くなります。坐薬はおおよそ20〜30分で溶解して吸収されます。それまでに排便すると、薬剤が一緒に排出されてしまい、薬効を得ることができません。したがって、排便目的以外の坐薬は、排便後に挿入します。

　排便目的の坐薬も、十分な薬効を得るために、挿入後20〜30分間は、できるだけ排便を我慢してもらいましょう。

患者にリラックスしてもらうようかかわる

　患者が緊張していると肛門括約筋が収縮して、坐薬を挿入しにくくなります。患者がリラックスできるように、「すぐに終わりますから大丈夫ですよ」などと声をかけたり、挿入時に口呼吸をしてもらったりするとよいでしょう。口呼吸をしてもらうと、肛門括約筋が弛緩し、腹圧がかかりません。坐薬が肛門内に入ると、肛門括約筋の収縮によって締めつけられ、自然に直腸内に収まります。

　坐薬を挿入しにくいときは、先端に潤滑剤（ワセリンやオリーブ油など）を塗るといいでしょう。

坐薬の挿入は、内肛門括約筋より奥に入れる

　坐薬は、先の尖ったほうから内肛門括約筋を越える長さ（約3〜4cm、示指の第2関節くらいまで）を挿入します（図6）。これは、坐薬の肛門からの脱出を防ぐためです。坐薬の挿入が内肛門括約筋よりも浅ければ、肛門括約筋の動きによって坐薬が肛門部に移動し、脱出してしまう可能性があります。

ぐんぐん↑ポイント
坐薬が紡錘型である理由
坐薬の最大径の部分が肛門に挿入されると、肛門括約筋の拡張が最大になり、坐薬の形状に応じて次第に収縮する。紡錘型のほうが、肛門括約筋が収縮する力を、前方へ推進する力に変えやすいためといわれている。

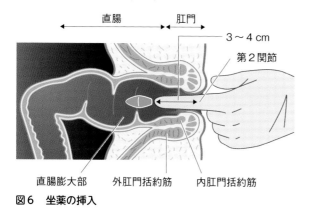

図6　坐薬の挿入

経皮的与薬法（塗布・塗擦法）

皮膚の清潔を保っておく

　皮膚に老廃物や汚れが付着していると、薬剤の吸収が妨げられ、十分な薬効を得ることができないからです。したがって、薬剤を塗布・塗擦する部位は、事前に清拭・洗浄して乾かしておきます。以前に塗擦したものが残っている場合は、オリーブ油などで拭き取ってから清拭し、乾燥させて新たに塗擦します。

　シャワーや入浴が可能な場合は、事前にシャワーか入浴をしてもらうように配慮します。

手袋を装着して行う

　塗擦は一般的には素手で行いますが、患部が感染性の場合は、ディスポーザブル手袋を装着します。患部が感染性でない場合でも、心臓病治療薬などはディスポーザブル手袋の装着を忘れてはいけません。ディスポーザブル手袋を装着しなければ、看護師の手の皮膚から薬剤を吸収してしまい、看護師に作用してしまうからです。

塗擦はなめらかに均等に擦り込む

　塗擦のポイントは、薬剤を指腹で皮膚の割線方向に沿って、なめらかに均等に擦り込むことです。強く擦り込むと摩擦が起き、かゆみを誘発することがあるので注意しましょう。中指や環指で塗擦すると、示指ほど力が入らず安全に行えます。

点眼

点眼薬の容器の先端は
睫毛などに触れない

　細菌が容器の中に侵入して感染の原因になるからです。容器の先端が、睫毛、眼球、下眼瞼に触れないように注意しましょう。

　看護師が行う場合、手袋を装着してから行います。患者が自分で行う場合は、事前に手洗いをすること、容器の先端が睫毛、眼球、下眼瞼に触れないよう注意することを指導しましょう。

点眼薬は1回1滴で十分

　点眼薬は1滴約50μLですが、結膜嚢内には約30μLの薬液しか

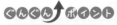

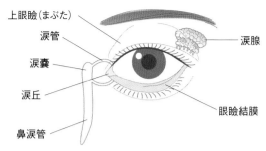

上眼瞼（まぶた）
涙管
涙嚢
涙丘
鼻涙管
涙腺
眼瞼結膜

図7　眼球付近の付属器

入りません。1滴だけ滴下しても眼瞼からあふれ出してしまったり、涙管を通って鼻腔内に流れたりします。薬液が鼻腔内に流れると、患者に不快感を与えるばかりか、鼻腔粘膜からも吸収されてしまいます。また、眼瞼からあふれ出した薬液が皮膚に付着したままになると、皮膚炎を起こすことがあります。したがって、点眼薬の滴下は1滴で十分です。

　滴下後、涙嚢をしばらく押さえると、薬液が鼻腔内に流れるのを防ぐことができます（図7）。

2種類の点眼は5分以上間隔をあける

　1度に2種類あるいはそれ以上の点眼薬を併用する場合、A点眼薬に引き続きB点眼薬を点眼すると、先に点眼したAを後のBが追い出すことになり、さらにBも先のAに邪魔されて充分な濃度、量が投与されなくなり、2種類の点眼薬投与の意味がなくなるためです。点眼薬は、2〜3分で角膜から吸収されるので5分以上間隔をあけるようにします。

　眼軟膏が処方されているときは、効果の発現が液体の目薬より緩やかで効き目が長いので、最後に塗布します。

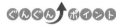
散瞳薬
眼底検査を行う前などに、瞳孔を開くために使用される。散瞳薬を点眼した後はまぶしさを感じるため、歩行に注意すること、車の運転を避けることなどを患者に伝えておく。

One Point Lesson　点眼の方法

　点眼法には、点眼薬を滴下する方法と、眼軟膏を円蓋部結膜に塗る方法があります。ここでは前者の手順を紹介します（図8）。
❶手袋を装着する。
❷仰臥位または座位をとってもらう。座位の場合は、頸部をやや後屈してもらう。
❸下眼瞼に拭き綿を当てて軽く下に引く。
❹患者に天井を見てもらい、下眼瞼結膜の中央に1滴、滴下する。このとき、点眼薬の容器が睫毛などに触れないように注意する。

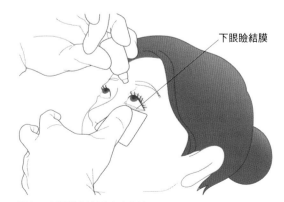

下眼瞼結膜

図8　点眼薬を滴下する方法

❺しばらく目を閉じてもらう。同時に、拭き綿であふれ出た薬液を拭き取る。また、薬液が鼻腔内に流れるのを防ぐために、涙嚢をしばらく押さえてもらう。

注射法の基本知識

注射器と注射針の選択が適切か確認する

　注射器は、薬剤の投与量と性状に応じて適切なものを選びます。適切でなければ、操作しづらかったり、穿刺時の疼痛が強くなってしまいます。

　注射針は、注射法などに応じて、外径（太さ）と刃面の角度を選びます（**表1**）。

　注射針の太さは「ゲージ（G）」で表示されており、数字が大きくなるほど細くなります。皮内注射の際や出血傾向のある患者には、細い注射針を用います。皮内は構造的に薄く、組織を損傷しやすいからです。

　また、薬剤の性状によっても注射針の太さを選択します。たとえば、油性の薬剤は注入しにくいので、太い注射針を使います。刃面

表1　注射針の種類と主な用法

ゲージ数	外径(mm)	長さ(mm)	カラーコード	主な用法
27G	0.4	RB：25、38	medium grey	皮内注射
		SB：19		皮内注射
26G	0.45	SB：13	brown	皮下注射
25G	0.5	RB：16、25、38	orange	皮下注射
24G	0.55	RB：25、38	medium purple	皮下注射、筋肉内注射
23G	0.6	RB：25、32	deep blue	静脈内注射
		SB：32		皮下注射、筋肉内注射
22G	0.7	RB：25、32、38	black	静脈内注射
		SB：32、38		
21G	0.8	RB：16、38	deep green	RB：油性薬剤筋肉内注射
		SB：38		SB：静脈内注射
20G	0.9	RB、SB：38	yellow	静脈内注射
19G	1.1	RB、SB：38	cream	輸血（細）
18G	1.2	RB、SB：38	pink	輸血（太）

ぐんぐん↑ポイント
カラーコード

注射針等の外径を示すカラーコード
注射針や、留置針およびカテーテル
などは、外径を色により識別できる
ように、色を表すカラーコードが国
際標準化機構規格（ISO規格）に統
一されている。

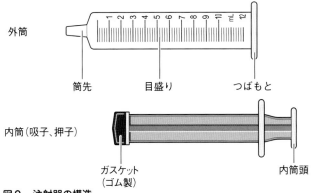

外筒

筒先　　　目盛り　　　つばもと

内筒（吸子、押子）

ガスケット
（ゴム製）

内筒頭

図9　注射器の構造

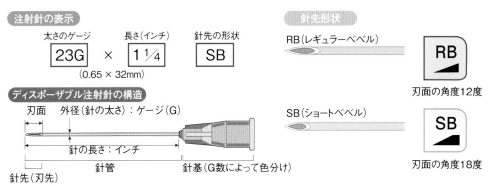

注射針の表示

太さのゲージ　　長さ(インチ)　　針先の形状

| 23G | × | 1 ¼ | | SB |

(0.65 × 32mm)

ディスポーザブル注射針の構造

刃面　外径(針の太さ)：ゲージ(G)

針の長さ：インチ

針管　　　　　針基(G数によって色分け)

針先(刃先)

針先形状

RB(レギュラーベベル)

RB

刃面の角度12度

SB(ショートベベル)

SB

刃面の角度18度

図10　注射針の表示、構造と針先形状

の角度は、12度のレギュラーベベル(RB)と18度のショートベベル(SB)の2種類があります。RBは、主に皮下注射や筋肉内注射の際に用います。針先の形状が鋭角で穿刺したときの痛みが少ないので、スムーズに穿刺できるからです。

SBは、主に静脈内注射などの血管内挿入の際に用います。鈍角のほうが血管を突き破る危険性が少ないからです。

 ## 注射時の確認は6Rのほかにもある

注射法は、経口与薬法などに比べると薬理効果が速やかに現れます。それだけに、誤与薬した場合の影響も大きいので、より慎重に安全チェックを行わなければなりません。注射法を実施するにあたっては、6Rに加えて以下のことも確認します。

①患者の薬剤アレルギー歴の有無

②薬液の安全性

有効期限や使用期限が切れていないか、結晶や混濁はないか、異物が混入していないか、などです。

③用法

皮下注射、筋肉内注射、皮内注射、静脈内注射、などの用法です。

④用量

とくに単位を慎重に確認します。「mLとmg」「mgとg」などの誤認は、発生しやすいエラーです。また、同じ1アンプルでも薬剤の含有量が異なるものがあるので、規格単位にも注意が必要です。

⑤材料・器材などの安全性

滅菌材料の使用期限が切れていないか、注射器などの包装が破損していないか、などです。

⑥目的の理解

なぜ、この薬が与薬されるのか、理解しておくことで、患者の状態の把握とアセスメントをする機会になり、効果的な与薬の行動につながります。

ぐんぐん↑ポイント

確認すべき6つの「R」

①Right patient(正しい患者)
②Right drug(正しい薬剤)
③Right purpose(正しい目的)
④Right dose(正しい用量)
⑤Right route(正しい経路)
⑥Right time(正しい時間)

ぐんぐん↑ポイント

インスリンの単位間違いに注意

インスリンの単位は、1mLあたり単位でである。たとえば4単位の指示があれば、インスリン用シリンジで4単位の目盛りに合わせる必要がる。ごく少量で効果が得られる薬剤なので、ダブルチェックを行って慎重に取り扱う必要がある。過量の投与は低血糖を引き起こし、死に至ることもある。

注射器と注射針は無菌操作で接続

　注射を実施するときは、細菌などが穿刺部から侵入するのを防ぐために、必要物品を用意する段階から無菌操作を実践する必要があります。その手順は以下のとおりです（**図11**）。

①石けんと流水で手洗いをする。

②注射器は、内筒頭のほうから包装を開き、筒先に触れないようにして利き手に持つ。

③注射針は、針基のほうから包装を開いて針基を出して利き手と反対側の手に持つ。

④注射器の目盛りと針先の刃面が一直線になるように接続する。

 ## アンプルの頭部の薬液を体部に 下ろしてからアンプルカットする

　アンプルから薬液を吸引するとき、アンプルの頭部に薬液が溜まっていれば、まず体部に集める必要があります。頭部に溜まった状態でカットすれば、その薬液を吸い残すことになるからです。

　アンプルの頭部の薬液を体部に集めるには、頭部を軽く叩いたり、一度逆さにして一気に回転させる方法などがあります（**図12**）。

 ## 注射器と針内の空気を完全に除去をしよう

　薬液を吸引した後は、注射器と針内の空気の除去を忘れてはいけません。とくに静脈内注射の場合は、血管内に空気が入ると空気塞

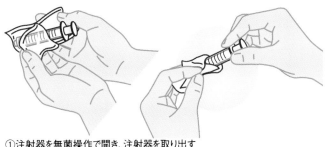

①注射器を無菌操作で開き、注射器を取り出す

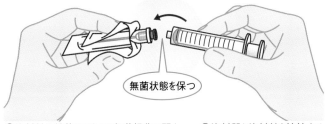

無菌状態を保つ

②注射針は針基のほうから無菌操作で開く　　③注射器と注射針を接続する

図11　注射器と注射針の接続

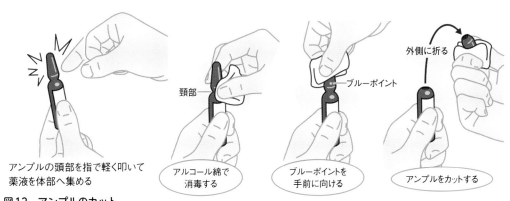

アンプルの頭部を指で軽く叩いて
薬液を体部へ集める

頸部

アルコール綿で
消毒する

ブルーポイント

ブルーポイントを
手前に向ける

外側に折る

アンプルをカットする

図12　アンプルのカット

栓を起こす危険性があるので注意が必要です。

　空気を抜く方法は以下のとおりです。

①注射針を上にして垂直に立てる。

②内筒を少し引いて針の部分の薬液を下ろし、空気泡を注射器上部
　に集める。

③薬液が針先から1滴こぼれる程度まで、内筒を静かに押して空気
　を抜く。

基礎知識

●注射法の種類と特徴

A：皮下注射

　皮膚と筋層の間の皮下組織（脂肪組織と結合組織）に薬剤を注
入し、毛細血管を経て末梢静脈に吸収させる方法です。皮下組織
は血管が少ないため、筋肉内注射に比べると吸収が緩やかです。

B：筋肉内注射

　筋肉組織に薬剤を注入し、毛細血管を経て末梢静脈に吸収させ
る方法です。筋肉層は血管に富んでいるために吸収が速く、皮下
注射の約2倍の吸収速度です。

C：皮内注射

　表皮と皮下組織の間にある真皮内に薬剤を注入し、毛細血管を
経て末梢静脈に吸収させる方法です。吸収速度は皮下注射よりも
遅くなります。皮内注射は、主にツベルクリン反応やアレルギー
反応、薬剤の過敏性テストなどに用います。また、薬理効果を長
時間持続させたいときにも用います。

D：静脈内注射

　静脈に直接薬剤を注入する方法です。したがって、薬理効果が
最も速く現れます。その一方、薬剤の代謝も最も速いので、持続
性が最も低くなります。また、薬剤の血中濃度が急激に上がるた
め、副作用が発現する可能性が高くなります。

　注射法の種類によって、作用発現の速さと作用の持続性が異な
ります（**図13**）。

ぐんぐん↑ポイント

注射法の略語

皮下注射：
　（s.c：subcutaneous injection）

筋肉内注射：
　（i.m：intramuscular injection）

皮内注射：
　（i.d：intradermal injection）

静脈内注射：
　（i.v：intravenous injection）

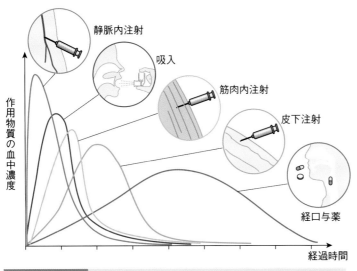

作用物質の血中濃度

静脈内注射

吸入

筋肉内注射

皮下注射

経口与薬

経過時間

| 作用発現の速さ | 静脈内注射＞吸入＞筋肉内注射＞皮下注射＞経口与薬 |
| 作用の持続性 | 経口与薬＞皮下注射＞筋肉内注射＞吸入＞静脈内注射 |

図13　作用発現の速さと作用の持続性

One Point Lesson アンプルからの吸引

次の手順で、アンプルの薬液を注射器に吸引します。

❶アンプルの頭部に薬液が溜まっている場合、①頭部を軽く叩く、②一度逆さにして一気に回転させる、などの方法を用いて体部に集める（**図12**参照）。

❷アルコール綿でアンプルの頸部を消毒する。

❸頸部に新しいアルコール綿を巻き、丸印（ブルーポイント）の部分に母指を当てて向こう側に折る。

❹注射針をアンプルの中に挿入し、内筒頭を引いて薬液を吸引する。注射針を挿入するとき、アンプルの切り口や外側に注射針が触れないように注意する。

　アンプルを利き手と反対側の手に、注射器を利き手に持ち、利き手の第4・5指で内筒頭を引きながら吸引します。薬液が少なくなるに従って、注射器とアンプルがV字型になるように傾けていきます（**図14**）。

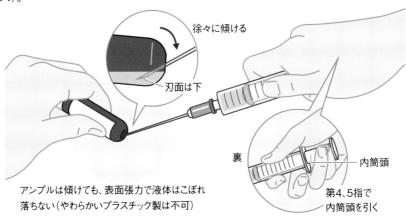

徐々に傾ける

刃面は下

裏

内筒頭

第4、5指で
内筒頭を引く

アンプルは傾けても、表面張力で液体はこぼれ落ちない（やわらかいプラスチック製は不可）

図14　アンプルからの薬剤の吸引

必ず薬剤と患者の確認を行う

いずれの注射法の場合にも、実施にあたっての次の手順で薬剤と患者の確認を行います。

①注射の目的を確認します。

②カルテ（指示書）と処方箋で患者の氏名、薬剤名、与薬方法、与薬日時を指さし確認します。この確認は、看護師2名で確認します。2名の看護師による確認は思い込みによる誤薬を予防します。

③患者の確認は、患者氏名を患者に名乗ってもらいます。看護師が患者氏名を呼ぶと、誤って「はい」と返事をすることがあるからです。呼名反応がない場合はリストバンドが正しいかを確認します。これら、なぜ注射をするのかを説明して理解を得てから実施します。

 ## 消毒液が乾いてから、刺入する

いずれの注射法でも、事前に注射部位をアルコール綿などで消毒します。それは、皮膚の脂肪や汚れを取り除き、細菌などが刺入部位から体内に侵入して感染を起こすのを防ぐためです。

消毒は、注射部位を中心に円を描くように、6～7cmの範囲に行います。そして、消毒液が完全に乾燥してから穿刺します。乾燥させなければ、消毒効果が得られないからです。

 ## 使用済みの注射針は、医療廃棄物容器に捨てる

使用済みの注射針は、キャップをせずにそのまま捨てます（**図15**）。キャップをしようとすると、誤って自分の指を刺してしまうことがあり、感染する危険性があるからです。

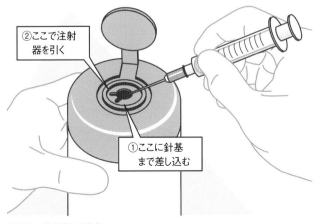

図15　注射針の破棄

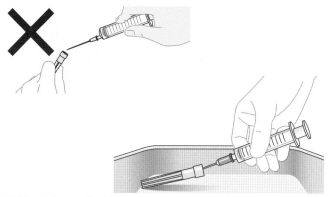

図16　リキャップの方法

　万一、針刺し事故を起こしてしまったら、まず、傷口の血液を絞り出して流水で洗い流し、消毒します。その後、事故を起こしてしまったことを上司に報告します。

　また、やむをえずリキャップする場合は、キャップをトレイに置き、利き手で注射器を持って、針先でキャップをすくい上げるようにしてはめます（**図16**）。

皮下注射

 ### 神経や血管が多い部位への刺入を避ける

　神経や血管を損傷してしまう危険性があるからです。神経を損傷すると神経麻痺が出現します。血管を損傷すれば出血するうえ、血管内に薬液が入ると薬理効果が速く現れすぎて、本来の目的を果たせなかったり、副作用を起こすことがあります。

　太い血管や神経が少なく、厚い皮下組織（皮膚をつまんで約2.5cmの厚みが目安）があれば、どこでも皮下注射の適応になります。一般的には、上腕後側の正中線上の肘頭から1／3の部位（**図17**）や、大腿前外側中央部などが用いられます。

ぐんぐん↑ポイント
上腕後側部の男女差
成人男女の上腕後側部の皮脂厚は、男性：3.17±1.79mm、女性：8.20±3.27mmと、男女差が大きい。

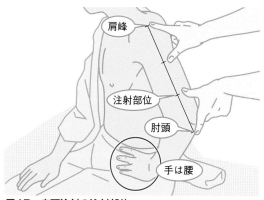

肩峰

注射部位

肘頭

手は腰

図17　皮下注射の注射部位

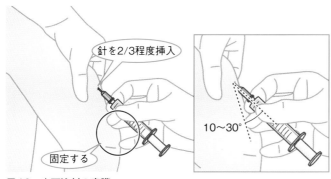

針を2/3程度挿入

固定する

10〜30°

図18　皮下注射の実際

 ## 皮下注射の刺入角度を確認する

　皮下注射は、左手で注射部位の皮膚をつまみ、皮膚に対して10
〜30度の角度で刺入します。この角度が、皮下組織への刺入に適
しています（図18）。

　10〜30度より角度が小さければ真皮に、大きければ筋層に針が
入ってしまい、目的の薬理効果を得ることができません。また、副
作用が起こる危険性もあります。

 ## 刺入部位が適切かどうかの確認を
必ず行う

　刺入後、薬液を注入する前に、誤って神経や血管に刺入していな
いかどうかを確認します。

　針が神経に触れている場合、ピリッとした電撃痛を感じるので、
患者に電撃痛の有無を確認します。痛みがある場合は、ただちに針
を抜去します。

　針が血管に入っている場合、注射器内へ血液が逆流します。注射
器を持っていないほうの手で内筒を引いて血液が逆流しないかどう
か確認しましょう。逆流がある場合は、ただちに針を抜去します。

 ## インスリン注射後はマッサージを行わない

　皮下注射後は、マッサージをするのが基本です。マッサージをす
ると、注射した薬液が脂肪や線維性結合組織に浸透し、毛細血管へ
の吸収が速やかに行われるからです。マッサージをしなければ、薬
液が注入部にとどまって毛細血管への吸収が遅れるため、期待する
薬理効果が得られにくくなってしまいます。

　ただし、インスリン注射後はマッサージをしてはいけません。マ
ッサージするとインスリンの吸収速度が変化してしまい、期待する
作用時間が変わってしまうからです。

ぐんぐん↑ポイント

皮下注射と筋肉内注射のポイント

・注射器の目盛りと注射針の刃面を
　上に向ける。
・針基と針の接続部分が外れても針
　が中に入り込まないように、注射
　針を2/3くらい刺入し、針基か
　ら1/3くらいは残す。
・皮下注射の刺入角度は10〜30度、
　筋肉内注射の刺入角度は90度も
　しくは45度である（図19）。

chapter
10

与
薬

●皮下注射

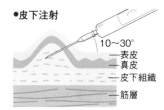

10〜30°

—表皮
—真皮
—皮下組織
—筋層

●筋肉内注射

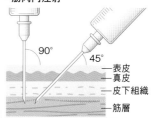

90°　　45°

—表皮
—真皮
—皮下組織
—筋層

**図19　皮下注射と筋肉内注射
の刺入角度**

筋肉内注射

神経や血管の多い部位に刺入してはいけない

　皮下注射と同じく、神経や血管を損傷してしまう危険性があるからです。筋肉内は血管が豊富で神経も多く走行しているため、とくに注意が必要です。

　筋肉内注射は、血管や神経が少なく、筋層の厚い部位が適しています。一般的には、上腕三角筋や殿部の中殿筋などを用います。

　上腕三角筋の刺入部位は、肩峰の先端から3横指下にある三角筋中央部か前半部を選択します。

　殿部の中殿筋は、四分三分法やホッホシュテッターの部位、クラークの点を刺入部位にします（**図20**）。

●上腕三角筋

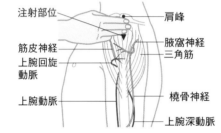

注射部位／肩峰／筋皮神経／腋窩神経／三角筋／上腕回旋動脈／橈骨神経／上腕動脈／上腕深動脈

肩峰から3横指下の三角筋中央部かやや前方が注射部位

●中殿筋：ホッホシュテッターの部位

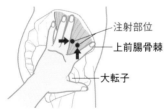

注射部位／上前腸骨棘／大転子

①手掌の中央を大転子に置く
②示指を上前腸骨棘に置き、中指をいっぱいに開く
③示指と中指の中央あるいは中指第2関節よりが注射部位

●中殿筋：クラークの点

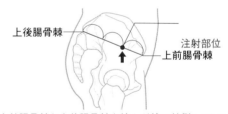

上後腸骨棘／注射部位／上前腸骨棘

上前腸骨棘と上後腸骨棘を結んだ線の前側1/3の点が注射部位

●中殿筋：四分三分法

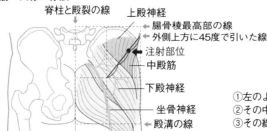

脊柱と殿裂の線／上殿神経／腸骨稜最高部の線／外側上方に45度で引いた線／注射部位／中殿筋／下殿神経／坐骨神経／殿溝の線

①左のような四角形をつくり、その中心点を取る
②その中心点から外側上方に45度の線を引く
③その線を3等分して、外側1/3の点が注射部位

図20　筋肉内注射の部位

●上腕三角筋の場合

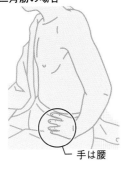

上腕三角筋に筋肉内
注射を行う場合、肘を
曲げて手を腰部に当
て、注射部位の筋が
弛緩した状態にする

手は腰

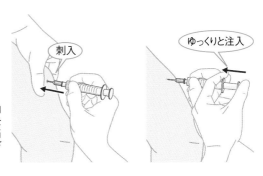

刺入

ゆっくりと注入

●中殿筋の場合

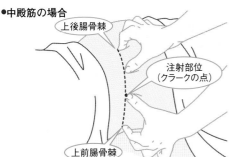

上後腸骨棘

注射部位
(クラークの点)

上前腸骨棘

皮膚を
伸展させる

90°

手を固定する

図21 筋肉内注射の実際

筋肉内注射の刺入角度は
浅くてはいけない

　筋肉内注射は、皮膚に対して45度もしくは90度の角度に針を刺
入します。角度が小さければ、筋層に届きません。
　上腕三角筋に注射する場合は、筋肉を大きくつまんで刺入します。
殿部に注射する場合は、皮膚を伸展させて刺入します（図21）。

刺入部位が適切かを必ず確認する

　皮下注射と同様に、刺入後、薬液を注入する前に、誤って神経や
血管に刺入していないかどうかを確認します。

皮内注射

刺入部位の選択を適切に行う

　皮内注射の刺入部位は、神経や血管が少なく、皮膚がやわらかく
発毛の少ない部位が適しています。なぜなら、神経や血管の損傷を
防ぎ、皮膚反応を判定しやすいからです。一般的には、これらの条
件を満たした前腕内側、上腕外側、背部などを使用します（図22）。

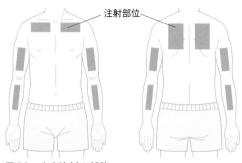

図22　皮内注射の部位

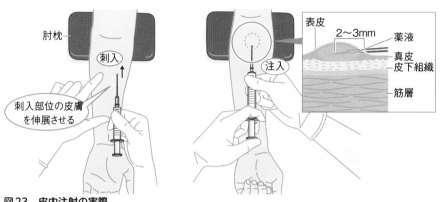

図23　皮内注射の実際

皮内注射では注射針を
深く刺入してはいけない

　皮内注射は、注射部位をしっかり伸展させ、注射針を皮膚表面と平行にして、皮膚をすくうようにして刺入します（**図23**）。刺入角度が大きくなると、皮下組織や筋層に入ってしまうので注意が必要です。

　注射針を刺入したら、皮膚を伸展させていた手を離し、その手でゆっくり内筒を押して指示量の薬液を注入します。薬液が正しく真皮内に注入できれば、膨疹ができます。

皮内注射の後は、刺入部位を触らない

　皮内注射は、ツベルクリン反応やアレルギー反応などをみるときや、薬理効果を長時間持続させたいときに用います。どちらの場合にも、注射後にマッサージをしてはいけません。

　ツベルクリン反応などをみる場合にマッサージをしてはいけないのは、マッサージによって薬液が皮下組織に浸透し、毛細血管からの吸収が促進され、薬液が広範囲に浸透してしまうと、確かな皮膚反応をみることができないからです。注射針を抜くときも、押さえずに静かに抜きます。薬液が漏れ出た場合も、清潔なガーゼかアル

コール綿でそっと拭き取り、押さえないように注意します。

薬理効果を長時間持続させたいときにマッサージをしてはいけないのは、薬液の毛細血管への吸収が促進され、薬理効果を緩やかに持続できないからです。

静脈内注射

 ### 刺入部位の選択を見極める

表在性の静脈や皮静脈はすべて静脈内注射の適応になりますが、太くて弾力性があり、注射器を固定しやすい部位の血管を選択します。これらの条件を満たしているのは、一般的には前腕の肘正中皮静脈や尺側皮静脈などです（**図24**）。そのほか、手背や足部の血管を用いることもあります。

 ### 駆血帯は、注射部位より中枢側で締める

静脈内注射を実施する場合、駆血帯は注射部位よりも中枢側で締めます。なぜなら、静脈の心臓への還流を遮断することによって、血液がうっ滞して静脈が怒張し、針の刺入が容易になるからです。駆血帯を注射部位より末梢側に締めると静脈が怒張しないので、駆血帯を締める意味がありません。

母指を中に入れて手を握ってもらうと、前腕部の筋肉が収縮し、末梢からの静脈血の還流が促進するので、怒張が大きくなります。

 ### 駆血帯を強く締めすぎないように

駆血帯を強く締めすぎると、動脈も圧迫してしまいます。すると、

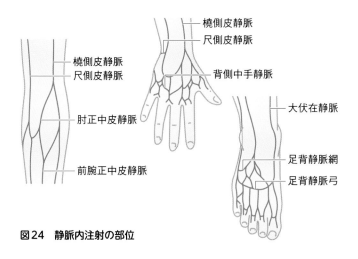

図24 静脈内注射の部位

橈側皮静脈
尺側皮静脈
背側中手静脈

橈側皮静脈
尺側皮静脈
肘正中皮静脈
前腕正中皮静脈

大伏在静脈
足背静脈網
足背静脈弓

末梢へ流れる血液量が減少し、静脈血の還流量も減少するので、血管が怒張しにくくなります。静脈が見えにくいからといって強く締めすぎると逆効果になるばかりか、患者にも苦痛を与えてしまいます。静脈が細い患者や見えにくい患者には、次の方法をとってみましょう。

①駆血帯を巻く前に、穿刺部位の周辺を蒸しタオルなどで温める。
②駆血帯を巻いた後、静脈を末梢から中枢に向かってマッサージする。
③駆血帯を巻いてから、患者に手を握ったり開いたりしてもらう。

 ## 注射針の刺入角度を誤ってはいけない

　静脈内注射は、皮膚に対して15～20度の角度で刺入します。これ以上大きな角度で刺入すると、血管を突き破ってしまう危険性があるからです。

 ## 適切に刺入できたかどうか確認を怠ってはいけない

　注射針を刺入後、薬液を注入する前に、針先が血管内に確実に入っているかどうかを確認します。注射器の内筒を少し引いて血液が逆流すれば、針先が血管内に入っています。

One Point Lesson 静脈内注射（前腕の肘正中皮静脈などの場合）

静脈内注射は、以下の手順で行います（**図25**）。
❶ディスポーザブル手袋を装着し、患者の肘部に肘枕を当てる。
❷血管の位置や走行を指で触れながら確認し、注射部位の7～10cm中枢側に駆血帯を巻く。
❸注射部位を中心にして円を描くように、5～6cmの範囲をアルコール綿で消毒して乾燥させる。
❹注射器を持たないほうの手で、刺入部より3～5cm下の皮膚を手前に伸展させる。
❺注射器の目盛りと注射針の刃面を上に向け、皮膚に対して15～20度の角度で刺入する。
❻内筒を少し引いて血液の逆流の有無を確認する。逆流があれば、静脈内に注射針が入っている。
❼駆血帯を外し、しびれや疼痛がないかを患者に聞きながら、ゆっくりと薬液を注入する。
❽注射針を抜去し、刺入部をアルコール綿で圧迫した後、清潔な乾燥綿で止血する。

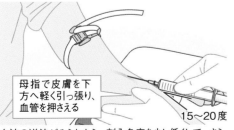

血液の逆流がみられたら、刺入角度を少し低くして、さらに3mmほど進めてから針の侵入を止める

図25　静脈内注射の実際

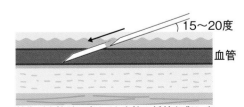

針先が血管壁に当たると血管の抵抗を感じ、血管内に入る過程で、プチッとした感触があり、その後は針が突き抜けた感覚がある

刺入部周辺の観察をしっかり行う

注射針が血管を貫くと、薬液が血管外に漏れて注射部位に腫脹が起こります。また、周囲組織が壊死することもあります。

腫脹が認められた場合は、血管を収縮させて薬液が広がらないように局所を冷やします。その後、痛みがやわらいだら、循環をよくして薬液を吸収させるために局所を温めます。

薬液漏れで、再び静脈内注射を行う場合は、同じ血管の末梢部位は避けます。血管内の止血ができておらず、出血が増強することがあるからです。

静脈内注射の後は、圧迫止血を 5分以上行う

静脈内注射の針を抜いた後は、清潔なアルコール綿の上から5分以上圧迫しましょう。皮膚の止血ができても、血管内の止血ができていないと皮下出血を引き起こすことがあるので、通常でも5分以上圧迫します。抗凝固薬を内服している場合は、皮下出血がないことを確認できるまでしっかりと圧迫止血を行います。

輸液法の基本知識

輸液の目的を理解することが重要

輸液法は、静脈にカテーテルを留置して比較的大量の薬剤や栄養剤を持続的に注入する方法です。主に、以下の目的で実施されます。
①体液の補給

何らかの理由によって、大量に体液を失いつつある患者、あるいは失ってしまった患者が対象になります。たとえば、下痢などで脱水症状を起こしている患者や、手術中・手術後の患者です。
②栄養の補給

腸管の機能不全や腸管の安静が必要なために、経口摂取や経腸栄養法で必要なエネルギーを摂取できない患者が対象になります。嚥下障害や上部消化管の通過障害などがあっても、腸管が機能していれば、生理的な栄養法である経腸栄養法でエネルギーを補給します。
③電解質バランスの是正

何らかの原因によって、電解質のバランスが崩れている患者に対して電解質を補給し、バランスを是正します。
④与薬

経口与薬や注射法などと同様に、疾患の治療や症状緩和が目的です。薬剤を静脈に直接注入するため、肝臓で代謝されないという点

は静脈内注射と同じですが、血中濃度の変化には大きな違いがあります。

　静脈内注射は一気に薬剤を注入するので、血中濃度がすぐに上昇してすぐに下降します。一方、輸液は少しずつ時間をかけて注入するので、血中濃度の上昇が遅いですが、一定の濃度を維持できます。したがって、薬物の血中濃度を持続的に維持したいときに輸液法で与薬します。

⑤与薬ルートの確保

　万一のとき、ただちに静脈から薬剤を注入できるように、輸液を行って与薬ルートを確保しておきます。

基礎知識

● 輸液法の種類

　輸液法には、末梢静脈を用いた輸液法と、中心静脈を用いた輸液法があります。

A：末梢静脈を用いた輸液法

　末梢静脈から低濃度の輸液剤を持続的に投与する方法です。末梢静脈は細くて血流量が少ないため、高濃度の輸液剤を投与することができません。高濃度の輸液剤を投与すると、血管痛や静脈炎を起こしてしまいます。しかし、中心静脈を用いた輸液法に比べると、手技が容易で合併症が少ないという長所があります。

B：中心静脈を用いた輸液法

　中心静脈（解剖学的には上下大静脈）に高濃度の輸液剤を持続的に投与する方法です。中心静脈は血流量が多いため、高カロリー輸液剤など高濃度の輸液剤を投与しても、血管痛などを起こしません。しかし、末梢静脈を用いた輸液法に比べると手技が高度で、合併症を起こす頻度も高くなります。

輸液の確認は必ずダブルチェックを行う

　輸液は医師の指示に基づいて実施しますが、看護師は実施者として責任をもたなければなりません。輸液の指示書を読み、6Rを確認し、①処方されている薬剤が患者の病態と一致していない、②用量、方法、投与時間に問題があるなど、指示内容に少しでも疑問があれば医師に確認します。

　また、用意した輸液剤に混濁や沈殿がないか確認することも忘れてはなりません。混濁や沈殿が認められる場合は、①薬剤の溶液への拡散が不十分、②混合してはいけない薬剤同士の混合、③異物や雑菌の混入などが考えられるので、薬剤師に連絡しましょう。

ぐんぐん↑ポイント
末梢静脈の刺入部位選択のポイント
①静脈内注射に使用される血管に準じる
②注射針を固定しやすい部位
③平坦で、関節運動の影響を受けにくい部位
④生活行動を考慮し、利き腕などを避ける
⑤できるだけ上肢を選択する
⑥患側への穿刺を避ける
⑦神経や動脈の損傷の危険性がない部位
⑧何度も続けて実施する場合、静脈の末梢から穿刺する

ぐんぐん↑ポイント
静脈穿刺針の種類
静脈針：輸液が短時間で終了する場合に使用する。輸液セットについていることもある。
静脈留置針：内針（内筒）と外針（外筒）で構成されている。穿刺した後、内針を抜去して外針を血管内に留置する。異物感がなく、長期間の留置に耐えられる素材・構造になっている。
翼状針：金属製の静脈内注射針に翼がついていることから翼状針という。穿刺しやすい、翼がついているので固定がしやすいという長所がある。

● 輸液剤の種類

輸液剤は、補充輸液剤と維持輸液剤に大別されます。

A：補充輸液剤

喪失した細胞外液を補充する輸液剤です。生理食塩液、リンゲル液、乳酸加リンゲル液、酢酸加リンゲル液などがあります。

B：維持輸液剤

水分、電解質、糖質、タンパク質（アミノ酸）、脂肪、ビタミン、微量元素を補給する輸液剤です。糖質製剤やアミノ酸製剤など、それぞれ単独の製剤があるほか、複数の成分が1つのパックに充填されているものもあります。

末梢静脈を用いた輸液法

点滴筒に満たす薬液は多くても少なくてもいけない

点滴筒は、薬液の滴下数や滴下状態を観察するところです。薬液を点滴筒にいっぱいに満たすと滴下の状態を観察できず、逆に、薬液が少なすぎると何らかの原因でルートが引っ張られて点滴筒が斜めになったとき、点滴筒内の空気が患者側のルートに入る危険性があります。したがって、薬液は点滴筒の1/2程度満たします。

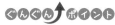

滴下数の計算式

1分間の滴下数

$$= \frac{1\,mL\,あたりの滴下数 \times 輸液量\,(mL)}{与薬時間\,(分)}$$

例：1mLあたり20滴の輸液セットを使い、500mLの薬剤を2時間で与薬する場合の1分間の滴下数。

$$\frac{20滴 \times 500\,mL}{120分} = 83.3滴\,(/分)$$

One Point Lesson 輸液セットと輸液ボトルの接続

輸液セット（**図29**）と輸液ボトルの接続は、以下の手順に従って、無菌操作で行います。

❶ハンドソープと流水で手を洗い、6Rを確認する。

❷輸液ボトルのフィルムあるいはキャップを取る。

❸ゴム栓部分をアルコール綿で消毒し、点滴スタンドに吊す。

❹輸液セットをパッケージから取り出し、クレンメを閉じる（クレンメは開放された状態で包装されているため、先に閉めておかなければ輸液チューブに空気が入ってしまう）。

❺輸液セットのビン針のキャップを外し、輸液ボトルのゴム栓部分に直角に刺す。

❻点滴筒を押さえ、薬剤を点滴筒の1/2くらいまで満たす。

❼クレンメを少しずつ開き、輸液セットの先端まで薬剤を満たす（このとき、針先を薬剤で濡らすと不潔になってしまうので、濡らさないように注意する）。

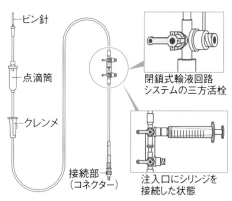

ビン針

点滴筒

クレンメ

接続部
（コネクター）

閉鎖式輸液回路
システムの三方活栓

注入口にシリンジを
接続した状態

図29 輸液セット

輸液セット内の空気は必ず除去する

　輸液ボトルと輸液セットを接続し、薬液を輸液チューブの先端まで満たすとき、輸液チューブ内に空気が入らないように注意が必要です。チューブ内に空気が入っていると、患者の血管に空気が侵入し、空気で血管が閉塞されることがあるからです。この状態を空気塞栓といいます。

　空気が血流に乗って肺まで到達し、肺の血管を閉塞する肺空気塞栓を起こすと、胸痛、チアノーゼ、低酸素血症、頻脈などの症状が現れます。重篤な場合は、ショック状態に陥ることもあります。

三方活栓は無菌操作で取り扱う

　三方活栓は、1本の輸液ルートから2種類の薬剤を注入するときや、輸液剤を間欠的に注入するときに、輸液チューブに接続して使います。三方活栓のコックを切り替えることで、①A液のみ、あるいはB液のみ注入、②A液とB液を同時に注入、③どちらも注入しない、という使い方ができます（図26）。とても便利ですが、接続部から細菌が侵入する危険性があります。また、接続部が外れると、血液が逆流して凝固し、チューブが閉塞することもあるので、三方活栓は慎重に取り扱いましょう。

関節部分や麻痺側の血管に刺入しない

　刺入部位は、静脈内注射の刺入部位に準じます。輸液の所要時間は少なくとも30分以上かかります。また、2〜3時間で終了する

●L型（コックが向いている方向が閉鎖）

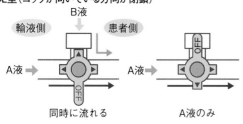

同時に流れる　　　　　A液のみ

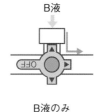

B液のみ

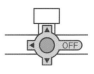

患者側には流れない

●R型（コックが向いている方向が開通）

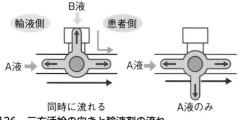

同時に流れる　　　　　A液のみ

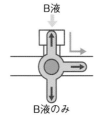

B液のみ

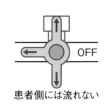

患者側には流れない

図26　三方活栓の向きと輸液剤の流れ

ものから、24時間以上持続するものもあります。そのため、日常生活に支障がなく、固定しやすい部位を選択しなければなりません。

避けなければならないのは、利き腕、関節部分、麻痺側などです。利き腕に刺入しないのは、患者の日常生活動作を妨げないためです。関節部分の刺入を避けるのは、屈曲によってチューブを固定するのが困難で、薬剤が漏れてしまいやすいからです。

麻痺側は、痛覚などに障害が起きていることがあり、薬剤が血管外に漏れても痛みを感じず、発見が遅れる危険性があるので、麻痺側への刺入は避けます。

穿刺部を固定するときは、輸液セットのチューブにゆとりをもたせる

輸液チューブは、ループをつくってゆとりをもたせて固定します。ゆとりをもたせると、チューブが少し引っ張られても刺入部に衝撃が加わらず、注射針が抜去しにくくなるからです。翼状針の場合は固定テープもしくは透明フィルムドレッシング材で固定します。留置針では、透明フィルムドレッシング材でおおい、さらにループをつくった輸液チューブを固定テープで固定します（**図27**）。このことで刺入部が観察しやすくなります。

輸液中も滴下速度を随時観察し、調整する

輸液の開始時に、滴下数を指示どおりに調整していても、速くなったり遅くなったりすることがあるので、投与中も注入速度の観察が必要です（**図28**）。

投与速度が速くなる要因には、①患者がクレンメを動かす、②輸液チューブと静脈針の接続が外れる、③患者の体動によって静脈針の位置が変化する（遅くなることもある）、などがあります。

逆に投与速度が遅くなる要因には、①患者の体動による静脈のう

●翼状針の固定

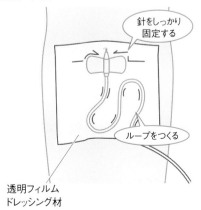

針をしっかり固定する

ループをつくる

透明フィルムドレッシング材

●留置針の固定

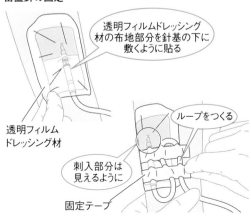

透明フィルムドレッシング材の布地部分を針基の下に敷くように貼る

透明フィルムドレッシング材

ループをつくる

刺入部分は見えるように

固定テープ

図27 翼状針、留置針の固定

っ滞、②留置針の先端が静脈壁に当たって針が閉塞状態になっている、③輸液ボトルと刺入部の高低差が少ない、④輸液チューブが圧迫・屈曲している、⑤輸液残量が減少し、滴下圧が低下している、などがあります。

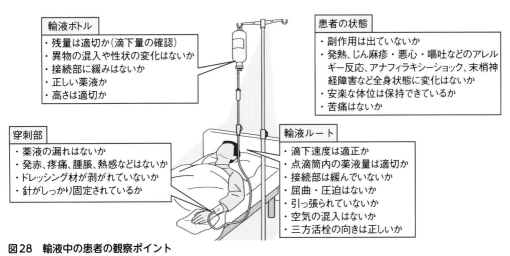

輸液ボトル
・残量は適切か（滴下量の確認）
・異物の混入や性状の変化はないか
・接続部に緩みはないか
・正しい薬液か
・高さは適切か

患者の状態
・副作用は出ていないか
・発熱、じん麻疹・悪心・嘔吐などのアレルギー反応、アナフィラキシーショック、末梢神経障害など全身状態に変化はないか
・安楽な体位は保持できているか
・苦痛はないか

穿刺部
・薬液の漏れはないか
・発赤、疼痛、腫脹、熱感などはないか
・ドレッシング材が剥がれていないか
・針がしっかり固定されているか

輸液ルート
・滴下速度は適正か
・点滴筒内の薬液量は適切か
・接続部は緩んでいないか
・屈曲・圧迫はないか
・引っ張られていないか
・空気の混入はないか
・三方活栓の向きは正しいか

図28　輸液中の患者の観察ポイント

One Point Lesson 静脈留置針の刺入の仕方

静脈内注射と同様に、以下の手順で行います。ここでは、静脈留置針を使用する場合を取り上げます。
❶ディスポーザブル手袋を装着し、患者の肘部に肘枕を当てる。
❷血管の位置や走行を指で触れて確認し、注射部位の７～10cm中枢側に駆血帯を巻く。
❸注射部位を中心に円を描くように、５～６cmの範囲をアルコール綿で消毒して乾燥させる。
❹注射器を持たないほうの手で、刺入部より３～５cm下の皮膚を手前に伸展させる。
❺皮膚に対して15～20度の角度で刺入する（**図30**）。
❻血液の逆流で静脈留置針が血管内に入っていることが認められたら、内針を固定しながら外針のみを進める。
❼駆血帯を外し、留置針を挿入している静脈を圧迫して内針を抜去する。内針はキャップをせずに、そのまま医療廃棄物容器に捨てる。
❽速やかに、静脈留置針に輸液チューブを接続する。

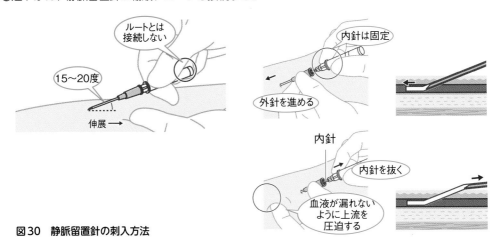

ルートとは接続しない

15～20度

伸展 →

内針は固定

外針を進める

内針

内針を抜く

血液が漏れないように上流を圧迫する

図30　静脈留置針の刺入方法

輸液中は刺入部の観察を継続する

薬剤が血管外に漏れていると、刺入部が腫脹したり、当該肢全体が浮腫を起こしたり、刺入部に疼痛が生じるので、刺入部の観察を怠ってはいけません。観察の際は、必ず患者に疼痛の有無を聞きましょう。

薬剤が血管外に漏れた場合は、ただちに輸液を中止して静脈針を抜去し、医師に報告します。

ぐんぐん↑ポイント
周囲組織の壊死や神経の損傷
抗がん薬が血管外に漏れると、治療効果が得られないばかりか、周囲組織の壊死や神経の損傷をまねき、重大な後遺症が残ることがあり、とくに注意が必要になる。

中心静脈を用いた輸液法

 ## 刺入部位の消毒を怠ってはいけない

中心静脈を用いた輸液を行う際は、留置カテーテルの留置期間が長いことなどから感染のリスクが高いため、刺入部の消毒を怠ってはいけません。刺入部の消毒を十分に行わなければ、細菌などが侵入して感染症を起こすリスクが高くなります。

消毒は週2回を目安に、0.5％クロルヘキシジン、10％ポビドンヨードなどを用いて行います。刺入部を中心に円を描くように、透明フィルムドレッシング材でおおう部分を広く消毒し、消毒液が完全に乾いてから透明フィルムドレッシング材で被覆します。消毒液が完全に乾く前に被覆すると、透明フィルムドレッシング材が剥がれやすく、また消毒効果が十分に得られません。

 ## 刺入部の観察は定期的に行う

刺入部の皮膚の状態とカテーテルの長さを観察します。皮膚は、①透明フィルムドレッシング材によるかぶれがないか、②出血などの滲出液がないか、③発赤、疼痛、腫脹などの炎症反応がないか、などを観察します。

カテーテルの長さについては、通常何cm挿入されているのか記録に残してあるので、それと比較してカテーテルが抜けかけていないかどうかを観察します。異常が認められれば医師に報告します。

 ## 日常生活の援助を忘れない

中心静脈からの輸液は、長期間になることが多いため、患者の行動ができるだけ制限されないように、可能な範囲で散歩や体動を取り入れて、ADLが拡大するように援助していくことが大切です。

たとえば、患者が移動しやすいように、点滴スタンドは軽くて安

ぐんぐん↑ポイント
ストレスの緩和
中心静脈から輸液を行っている患者のなかには、経口摂取を長期間していない患者がいる。そうした患者の場合、ストレスが溜まっていることが多いので、経口摂取できない理由を繰り返し説明する一方、散歩などで気分転換をはかれるように援助しよう。

定したものを選び、キャスターの注油を定期的に行っておきます。

　輸液ルートは、短すぎると行動範囲が狭くなり、無理に引っ張って抜けてしまう危険性があります。かといって、長すぎるとからまって転倒の原因になりますから、患者に合わせた適切な長さに調節しましょう。

基礎知識

●中心静脈カテーテルの刺入部位

　穿刺部位には、鎖骨下静脈、内頸静脈、大腿静脈などがあります。これらの刺入部位からカテーテルを中心静脈まで進めて留置します（**図31**）。

　第一に選択するのは、鎖骨下静脈です。体動によるカテーテル先端の移動が少なく、刺入部の管理も行いやすいからです。ただし、出血傾向のある患者の場合は他の部位を選択します。鎖骨下静脈と伴走している鎖骨下動脈は頭側深部を走行しており、誤って穿刺すると出血量が多く、血胸の危険性があるからです。

　大腿静脈は陰部に近いため感染しやすいこと、カテーテルの潜行距離が長く血栓を形成しやすいことから、やむをえない場合以外は選択しません。

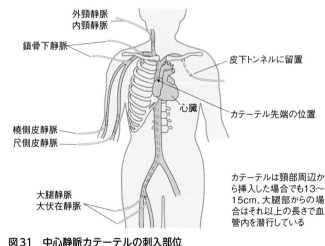

外頸静脈
内頸静脈
鎖骨下静脈
皮下トンネルに留置
心臓
カテーテル先端の位置
橈側皮静脈
尺側皮静脈
大腿静脈
大伏在静脈

カテーテルは頸部周辺から挿入した場合でも13〜15cm、大腿部からの場合はそれ以上の長さで血管内を潜行している

図31　中心静脈カテーテルの刺入部位

One Point Lesson　カテーテルの固定

　カテーテルの刺入部位の感染予防のため、カテーテルを皮膚に縫合固定したあと、透明フィルムドレッシング材でおおいます。カテーテルの出口には、ドレッシング材が剥がれないように、テープで固定します。カテーテル固定用の透明フィルムドレッシング材が各種市販されていますので、剥がれないようにしっかり固定しましょう。

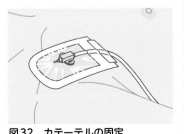

図32　カテーテルの固定

刺入部への針の穿刺や留置カテーテルの挿入は医師が行い、看護師はそれを介助します。また、処置の進行具合を適宜患者に伝え、不安を和らげることも看護師の役割です。スムーズに介助ができるように、また、患者に進行具合を伝えることができるように、処置の流れをつかんでおきましょう。

❶鎖骨下静脈が怒張するように、枕を外して患者の頭を低くし、顔を穿刺部位と反対側に向けてもらう。

❷穿刺側の手を下に引いて、穿刺部位を伸展させる。

❸穿刺部位を広範囲に消毒し、穴あき滅菌シーツを穿刺部位にかける。

❹局所麻酔をする。

❺生理食塩液が入った注射器を穿刺針に接続し、鎖骨下静脈を試験穿刺する。内筒を引き、血液の逆流で穿刺部位を確認する。

❻試験穿刺で確認した部位に本穿刺し、再び血液の逆流を確認してからカテーテルを挿入する。チューブ挿入時、空気塞栓を防ぐために、看護師は患者に呼吸を止めるように声をかける。

❼カテーテル挿入後、患者に浅い呼吸をするように指示する。また、カテーテルが血液で閉塞しないように、生理食塩液を満たしておく。

❽X線撮影を行い、カテーテルの先端が中心静脈にあるかどうか確認する。

基礎知識

●ヘパリンロック

　ヘパリンロックとは、患者側に最小限の輸液ルートを残してほかを外すときに、残したルートが血栓形成によって閉塞されないように、抗凝固薬のヘパリンを加えた生理食塩液でルート内を満たしておく方法です。①間欠的に輸液を行うが、再度の静脈穿刺が困難な場合、②入浴などで輸液を一時中断する場合、などに実施します。

　留置ルート内の血液凝固の防止のために、あらかじめヘパリンの注射液をシリンジに充填したキット製剤（プレフィルドシリンジ製剤）も使用されています（**写真1**）。

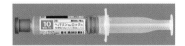

写真1　ヘパリンロック用の
　　　　プレフィルドシリンジ製剤

輸液ポンプとシリンジポンプ

輸液ポンプは、安定した高さに取りつける

　輸液ポンプは、重量が3～4kgあり、点滴スタンドの高い位置に取りつけると転倒するおそれがあるので、中央ぐらいに取りつけましょう。また、取りつけ位置が低すぎると操作がしにくくなります。設定した内容や点滴筒の状態が見やすい高さがよいでしょう。

　輸液ポンプのなかには、点滴筒に接続した滴下センサーが滴下数を数えて、流量を調整するタイプのものがあります（**図33**）。その輸液ポンプの場合は、滴下センサーの取りつけ位置に注意が必要です。

ぐんぐんポイント
輸液ポンプの注意点
輸液ポンプは、ルートの接続外れや三方活栓からの漏れがあってもアラームは鳴らず、薬液を注入し続ける。長時間になると、静脈内留置ルートから血液が逆流して多量出血を起こすことがあるので、注意して観察しよう。

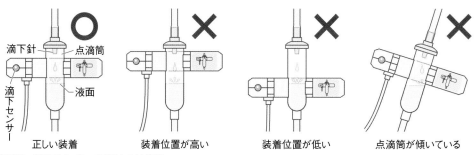

滴下針 点滴筒
滴下センサー 液面

| 正しい装着 | 装着位置が高い | 装着位置が低い | 点滴筒が傾いている |

図33　滴下センサーの取りつけ位置

　正しい接続位置は、滴下針と液面のほぼ中央です。液滴や液面に滴下センサーがかかると滴下数をカウントできません。また、液面からの跳ね返りを感知して、1滴を2滴とカウントすることもあります。

　点滴筒が斜めになっていても、液滴が壁面を伝うため、カウントできません。

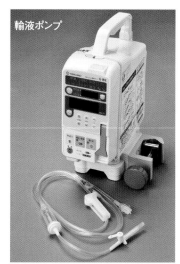

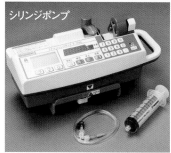

図34　輸液ポンプとシリンジポンプ

　輸液ポンプ

　シリンジポンプ

基礎知識

●輸液ポンプとシリンジポンプの特徴

　輸液ポンプとシリンジポンプは、抗がん薬や抗不整脈薬などのように、一定の速度で正確に長時間安定して薬剤を注入するときに使用します。どちらの機器にも、滴下の異常、予定量の終了、薬剤切れ、気泡、チューブの過負荷や閉塞などを知らせるアラーム装置がついていますが、操作を誤ると大きな事故につながります。確実に操作できるようにしましょう。

輸液ポンプ

　いくつかの種類がありますが、よく使われているのは、フィンガー方式です。これは、フィンガー（押圧子）が輸液チューブをしごいて薬剤を注入していく仕組みになっています。メーカーや機種ごとに、専用の輸液セットを用います。

＜安全対策＞

①輸液セットの手動クレンメは、必ず輸液ポンプより患者側にする。

②輸液ポンプの性能を過信しない。輸液を行った者が、輸液量を目で経時的に確認する。

③異常や故障、バッテリー・電圧低下などの場合は、輸液セットを輸液ポンプから外し、クレンメ調節での手動輸液に変更する。

シリンジポンプ

　輸液ポンプよりも流量精度が高く、微量持続注入に適しています。一般的に使われているシリンジポンプは、シリンジの内筒をスライダーが一定速度で押して、薬剤を注入する仕組みになっています。シリンジポンプの場合は、専用のシリンジを用いることもあるので確認が必要です。

＜安全対策＞

①シリンジポンプの性能を過信せず、使用する際に、セルフチェック・テストを行い、エラーがないことを確認しておく。

②スリットに注射器のつばもとがはまっているか、注射器の目盛りが上になっているかを確認する。

③シリンジポンプが精密に機能するように、水平に固定する。

 One Point Lesson 輸液ポンプのアラームが鳴ったら……

　アラームの多くは、輸液の終了、閉塞、気泡などを知らせるものなので、あわてないようにしましょう。アラームが鳴ったら、アラームの原因が何か表示を確認してから、停止・消音ボタンを押し、消音して原因に応じて対処します。気泡、閉塞アラームのほか、扉開放、バッテリー消費流量異常など、機種によってさまざまなアラームがあります（**図35**）。

■気泡アラーム

クレンメを閉めてから輸液ポンプの扉を開ける。チューブクランプを解除して輸液ルートを外す。

①輸液ラインに混入した気泡の場合は、次のように行う。

・チューブを指で軽く弾く、または指にチューブを巻きつけて、気泡を点滴筒内に追い上げる（**図36**）。

・輸液ポンプ装着部のチューブを15cmずらすか、新しい輸液セットに交換する。フィンガー部に装着するルートは、劣化して気泡を生じさせやすくなるので、一定時間（24時間）ごとに交換する。

②気泡検出部に汚れがある場合、綿棒で拭き取る。

■閉塞アラーム

　刺入部から全ルートを確認する。

①クレンメ、三方活栓による輸液ラインの閉塞では、クレンメを開放し、三方活栓を正しい向きにする。

②ルートの屈曲や圧迫がある場合は、屈曲や圧迫を解除する。

③静脈ラインの閉塞は、医師に報告して刺し替える。

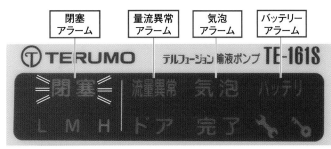

| 閉塞アラーム | 量流異常アラーム | 気泡アラーム | バッテリーアラーム |

図35　さまざまなアラーム

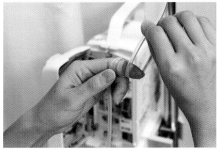

指にチューブを巻きつけて、気泡を点滴筒内に押し込む

図36　輸液ラインに混入した気泡の取り除き方

酸素療法

酸素療法の基本知識

酸素療法は、何らかの理由で酸素の取り込みが困難な場合に、酸素濃度を高めて適量の酸素を投与することで、低酸素状態の悪化を予防・改善させる治療方法です。低酸素血症（PaO_2 60Torr以下）が疑われる場合のほか、肺炎や慢性閉塞性肺疾患（COPD：chronic obstructive pulmonary disease）などの呼吸器疾患、心不全やショックなどの循環不全、外科的処置や術後管理なども適応となります。

肺や心臓の機能が低下し、酸素を身体に取り入れ、二酸化炭素を体外に放出するという肺の本来の働きを十分に果たせなくなった状態を呼吸不全といいます（**図1**）。

低酸素血症を放置すると、不足分の酸素を取り込もうと呼吸回数が増加します。また、全身に十分な酸素を送るために心拍数も増加し、心臓の負担が増え心不全となり、さらに悪化していきます。異常を早期にアセスメントすることが大切です。

酸素はどこにあるの？

酸素の供給方法には、中央配管につながるアウトレットから供給する方法と、ボンベから供給する方法があります。病室ではアウトレットから供給し、車いすやストレッチャーなどでの移動時にはボンベを使用します。

病院や施設には、さまざまな医療用ガスが使用されています。アウトレットには酸素（緑色）、圧縮空気（黄色）、吸引（黒色）があります（**図3**）。酸素流量計は緑色のアウトレットにしっかりと接続しましょう（**図4**）。ただし、同じ酸素でもボンベとアウトレットでは色が違います。酸素ボンベを使用する場合は、酸素流量計は黒色のボンベに、接続しましょう。

ぐんぐんポイント

ボンベの色に注意
ボンベの二酸化炭素とアウトレットの酸素は同じ緑色であるため、間違いによる事故が発生している。必ず確認しよう（**図2**）。

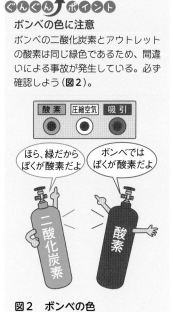

図2　ボンベの色

呼吸不全
PaO_2：60Torr以下 （酸素の取り込みが不足している状態）

I型呼吸不全	II型呼吸不全
PaO_2：60Torr以下 （酸素の取り込みが不足している状態） $PaCO_2$：45Torr未満 （二酸化炭素が正常に排出されている）	PaO_2：60Torr以下 （酸素の取り込みが不足している状態） $PaCO_2$：45Torr以上 （二酸化炭素が正常に排出されず蓄積している）

図1　呼吸不全とは

用途	酸素	圧縮空気	吸引
アウトレットの色	緑色	黄色	黒色
ピン方式 ガスの種類によりピンの位置が異なっており、誤った組み合わせでは接続ができないようになっている			
シュレーダ方式 ガスの種類により接続部のサイズを変えることで、誤った組み合わせでは接続ができないようになっている			

図3　中央配管のアウトレット方式

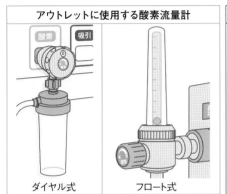

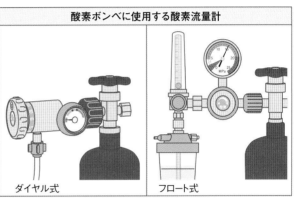

図4　酸素流量計

酸素の投与方法はどのように選ぶの？

　酸素の投与方法には、鼻腔カニューレ、酸素マスク、リザーバー付きマスク、ベンチュリーマスクなどがあります。酸素の投与方法により、供給できる酸素濃度が異なります。

　それぞれの器具の特徴を理解したうえで、適切な方法を選択しましょう（**表1**）。

ぐんぐんポイント

ベンチュリー効果

気体や液体を細い管に勢いよく流すと、陰圧になり、まわりのものを引き込む効果が出るというものである。

表1　酸素吸入器具の種類

	鼻腔カニューレ	酸素マスク	リザーバー付きマスク	ベンチュリーマスク
使い方	・鼻腔にカニューレを浅く挿入し、酸素を投与。ストラップを鼻の両サイドにテープで固定し、耳にかける	・固定用のゴムベルトの付いたビニール製マスクで、鼻と口をおおい、酸素を投与する。マスクの両側に呼気を排出する穴が空いている	・酸素マスクに貯留バッグ（リザーバー）がついており、吸気時にバッグ内の高濃度酸素を吸入することができる	・ベンチュリー効果を用いて、酸素と空気を混合して投与する仕組み。酸素と空気の混合比率はダイリューター（アダプター）により調節する
適応	・推奨酸素流量6 L/分以下 ・実際は、3 L/分以下の場合が望ましい ※酸素療法ガイドライン（日本呼吸器学会、2006）	・推奨酸素流量が5 L/分以上 ・酸素流量が5〜8 L/分で、酸素濃度は40〜60％になる	・推奨酸素流量6〜10L/分 ・酸素濃度が60％以上必要なときに選択する ・酸素流量が6〜10L/分で、酸素濃度は60〜90％以上になる	・推奨酸素流量3〜15L/分 ・ベンチュリーマスクは吸入酸素濃度が調整できるため、COPDなどのⅡ型呼吸不全の患者への酸素投与に適している
長所	・装着したままでも会話や食事ができ、比較的不快感が少ないため、長時間の使用が可能	・鼻腔カニューレより濃度の高い酸素を投与できる	・バッグに溜まった呼気とともに、酸素チューブから送られた酸素を吸入するため、低流量で高濃度の酸素吸入が可能	・患者の1回換気量に左右されることなく、酸素濃度を厳密に管理することができる
短所	・酸素流量が4〜6 L/分では、気流が鼻腔内の粘膜を刺激し、鼻汁、鼻閉、鼻出血が生じることがある ・口呼吸になると吸入酸素量が変化する	・鼻と口をおおうため圧迫感がある ・声がこもり会話がしにくい ・酸素流量が5 L/分以下ではマスク内に呼気が滞留する	・マスクを密着させる必要があるため圧迫感が強い、声がこもり会話がしにくい ・長期の使用には向かない ・酸素流量が6 L/分以下ではリザーバーバッグがしぼみ呼気を再吸入してしまう	・圧迫感があり、声がこもり会話がしにくい ・長期の使用には向かない ・流量が多く、音が大きい ・加湿効果が低い

酸素の流量を合わせるにはどうするの？

　酸素流量計の目盛りを示すフロートには、ボール型とコマ型があります。流量計の目盛りに対してボール型はボールの中央を、コマ型の場合は上辺を目盛りに合わせます（**図5**）。

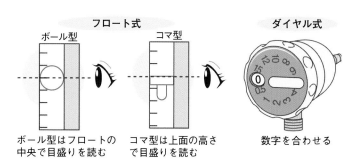

図5　酸素流量の合わせ方

酸素ボンベにはどれだけ酸素が入ってるの?

　酸素投与中の患者を移送する場合、移動中に酸素がなくならないよう、酸素ボンベの酸素の使用可能量と、使用可能時間を確認する必要があります。しかし、酸素ボンベには圧力計しかついていません。そのためボンベの容量と圧力から導き出します。

《酸素ボンベの残量 (L) を求める計算式》
ボンベ容量 (L) ×圧力計の値 (MPa) ÷最高充填圧 (MPa) ×安全係数 (0.8)

もしくは

ボンベ容積 (L) ×圧力計の値 (MPa) × 10 (1MPa=10.197kg/cm^2)×安全係数 (0.8)

《使用可能時間 (分) を求める計算式》
酸素ボンベの残量 (L) ÷酸素流量 (L/分)

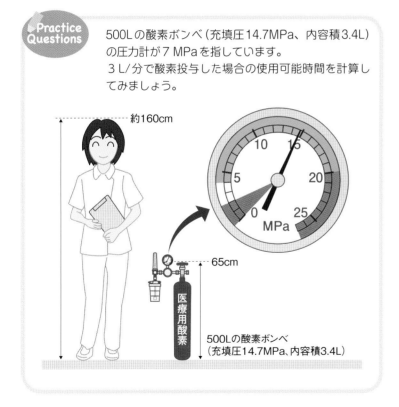

Practice Questions
　500Lの酸素ボンベ (充填圧14.7MPa、内容積3.4L) の圧力計が7 MPaを指しています。
　3 L/分で酸素投与した場合の使用可能時間を計算してみましょう。

約160cm

65cm

500Lの酸素ボンベ
(充填圧14.7MPa、内容積3.4L)

　酸素投与中の患者を移送する場合は、検査や治療の所要時間を把握すること、また往復にかかる移動時間も考慮する必要があります。
　計算が苦手な人はこのような早見表を利用する方法もあります（**表2**）。

Practice Questions 解答

・**酸素ボンベの残量 (L) を求める**
ボンベ容量 (L) ×圧力計の値 (MPa) ÷最高充填圧 (MPa) ×安全係数 (0.8)
500 (L) × 7 (MPa) ÷ 14.7 (MPa) × 0.8 = 190.476‥ (L)
ボンベ容積 (L) ×圧力計の値 (MPa) × 10×安全係数 (0.8)
3.4 (L) × 7 (MPa) × 10 × 0.8 = 190.4 (L)
・**使用可能時間 (分) を求める**
酸素ボンベの残量 (L) ÷酸素流量 (L/分)
190 (L) ÷ 3 (L/分) = 63.3‥ (分)

表2　500L酸素ボンベ使用可能時間目安表(内容積3.4L、安全係数0.8をかけた数値) 単位：分

圧力計の値 (MPa)

酸素流量 (L/分)	14.7	14	13	12	11	10	9	8	7	6	5	4	3	2	1
0.5	800	762	707	653	599	544	490	435	381	327	272	218	163	109	54
1	400	381	354	327	299	272	245	218	190	163	136	109	82	54	27
2	200	190	177	163	150	136	122	109	95	82	68	54	41	27	14
3	133	127	118	109	100	91	82	73	63	54	45	36	27	18	9
4	100	95	88	82	75	68	61	54	48	41	34	27	20	14	7
5	80	76	71	65	60	54	49	44	38	33	27	22	16	11	5
6	67	63	59	54	50	45	41	36	32	27	23	18	14	9	5
7	57	54	51	47	43	39	35	31	27	23	19	16	12	8	4
8	50	48	44	41	37	34	41	27	24	20	17	14	10	7	3
9	44	42	39	36	33	30	27	24	21	18	15	12	9	6	3
10	40	38	35	33	30	27	24	22	19	16	14	11	8	5	3

60分以上　　60分以下　　45分以下　　30分以下

動脈血酸素飽和度って何?

　肺から取り込まれた酸素は、血液中の赤血球に含まれるヘモグロビンにより全身に運ばれます。酸素を多く含んだ血液は動脈血とよばれ、心臓を経て全身の臓器へと運ばれます。動脈血中のヘモグロビンが酸素と結びついている割合を動脈血酸素飽和度 (SaO₂) といい、血液中にどのくらい酸素が含まれているかを示します。基準値は95%以上です。動脈血を採血して測定する方法と経皮的動脈血酸素飽和度 (SpO₂) を測定する方法があります(図7)。

酸素飽和度は高ければ高いほどいいの?

　酸素療法では、一般的に酸素飽和度が90%以上を目標として酸素投与を行います。しかし酸素飽和度が高ければ高いほどよいわけではありません。

　過剰な酸素投与を続けると、酸素療法の主な副作用であるCO_2ナルコーシスや酸素中毒を起こす危険があります。

ぐんぐん↑ポイント

安全係数

酸素ボンベを完全に空にしないために、メーター読み取り誤差、ボンベ交換ロスを考慮した係数のことである。

ぐんぐん↑ポイント

パルスオキシメータの注意点

経皮的動脈血酸素飽和度 (SpO₂) と動脈血酸素飽和度 (SaO₂) はほぼ同値である。しかし、パルスオキシメータでは爪のマニキュアや指先が冷たいときには正確に測定できない。

ぐんぐん↑ポイント

CO₂ナルコーシス

二酸化炭素が体内に貯留することで、高二酸化炭素血症、呼吸性アシドーシスとなり、頭痛、あくび、振戦、発汗、意識障害をきたした状態である。

経皮的動脈血酸素飽和度 (SpO₂)　　　動脈血酸素飽和度 (SaO₂)

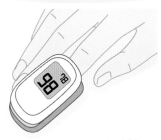

パルスオキシメータによる測定

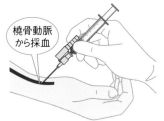

橈骨動脈から採血

動脈血ガス分析による測定
(医師による採血)

図7　動脈血酸素飽和度の測定方法

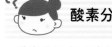

酸素分圧って何?

　酸素分圧（PaO_2）は、血液中でヘモグロビンと結合していない酸素（溶解酸素）のことで酸素化の指標です。酸素分圧が高いということは，血液中に多くの酸素があることを意味します。基準値は90～100Torrです。

　血液中の酸素飽和度（SaO_2）と酸素分圧（PaO_2）には、S字状の曲線（酸素解離曲線）で表されるような相関関係があります（**図8**）。経皮的動脈血酸素飽和度（SpO_2）がわかれば、酸素分圧がどれくらいなのか推測することができます。

酸素投与中の観察ポイントを教えて!!

●**酸素流量・器具の確認（図9）**
①酸素流量計は正しく装着できているか
②流量は正しいか
③酸素チューブにねじれや折れ曲がりはないか
④鼻腔カニューレや酸素マスクは正しく装着されているか

●**一般状態の確認**
・呼吸状態（呼吸数、深さ、音、リズム）
・バイタルサインの変化
・チアノーゼの有無
・酸素飽和度
・意識の状態
・呼吸困難の有無
・倦怠感
・鼻口腔内の状態
・鼻腔カニューレの場合は、口呼吸になっていないか

ぐんぐん↑ポイント
酸素中毒
過剰な酸素を長時間吸入することにより、気道粘膜や肺胞が障害され、重篤な場合は呼吸不全に陥ることもある。

ぐんぐん↑ポイント
チアノーゼ
低酸素血症もしくは末梢循環不全により、口唇や四肢末梢などの皮膚や粘膜が青紫になる状態のことである。

chapter **11**

酸素療法

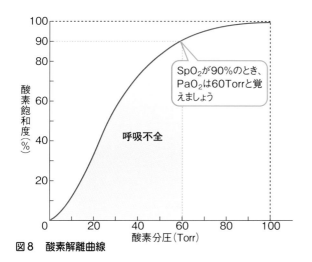

図8　酸素解離曲線

・皮膚障害の有無：鼻腔カニューレや酸素マスクと接触する部位は、摩擦や圧迫で発赤などの皮膚障害が生じやすくなっています。

また、呼吸状態が不安定な患者は、生命の危機を感じやすく、精神的にも不安定になっています。患者の精神状態にも目を向け、精神的ケアを行うことも看護の大切な役割です。

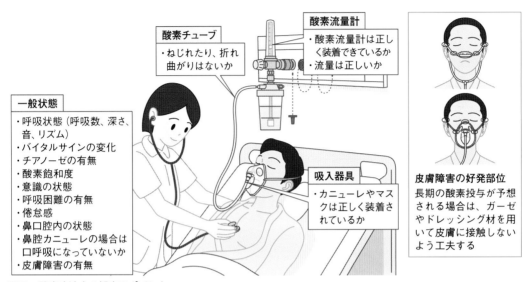

酸素チューブ
・ねじれたり、折れ曲がりはないか

酸素流量計
・酸素流量計は正しく装着できているか
・流量は正しいか

一般状態
・呼吸状態（呼吸数、深さ、音、リズム）
・バイタルサインの変化
・チアノーゼの有無
・酸素飽和度
・意識の状態
・呼吸困難の有無
・倦怠感
・鼻口腔内の状態
・鼻腔カニューレの場合は口呼吸になっていないか
・皮膚障害の有無

吸入器具
・カニューレやマスクは正しく装着されているか

皮膚障害の好発部位
長期の酸素投与が予想される場合は、ガーゼやドレッシング材を用いて皮膚に接触しないよう工夫する

図9　酸素療法中の観察のポイント

One Point Lesson　呼吸困難を緩和する体位

呼吸がいちばん楽な体位をとってもらうのが原則ですが、体位と換気量の関係を理解しておきましょう。換気量は、仰臥位、ファーラー位、座位の順に大きくなります。座位になるに従って、横隔膜が下がって肺の換気面積が広がるからです。座位の状態で上肢を上げて前かがみになると、胸郭が広がるので、さらに換気量が増えます（**図10**）。

また、立位も横隔膜が下がって胸郭も広がりやすく、換気量が増加します。その一方、筋肉の緊張が強く、筋肉の収縮に酸素が必要になるため、もたれかかれるような支えがなければ、大きな苦痛になります。

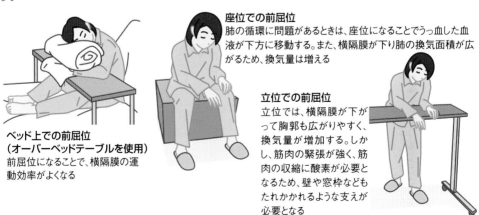

座位での前屈位
肺の循環に問題があるときは、座位になることでうっ血した血液が下方に移動する。また、横隔膜が下り肺の換気面積が広がるため、換気量は増える

立位での前屈位
立位では、横隔膜が下がって胸郭も広がりやすく、換気量が増加する。しかし、筋肉の緊張が強く、筋肉の収縮に酸素が必要となるため、壁や窓枠などもたれかかれるような支えが必要となる

ベッド上での前屈位（オーバーベッドテーブルを使用）
前屈位になることで、横隔膜の運動効率がよくなる

図10　呼吸困難を緩和する体位

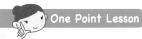

①口すぼめ呼吸

　口すぼめ呼吸とは、鼻から普通に息を吸い、呼気時にロウソクの火を消すように軽く口をすぼめて息を吐く呼吸法です（**図11**）。口をすぼめて息を吐くと気道内が陽圧になるので、気道の虚脱を防止できます。その結果、呼吸数・機能的残気量の減少、1回換気量の増加をはかることができます。慢性閉塞性肺疾患の患者に効果が期待できます。

《指導時の注意点》

・目を閉じる、腕の力を抜くなどして、まずは患者にリラックスしてもらいます。緊張していると呼吸運動を抑制するので、効率のよい呼吸ができません。また、呼吸筋の疲労も起こしてしまいます。

・吸気と呼気の比率は、1：3〜1：5程度が適しています。呼吸数は10回/分程度を目標にしますが、患者のペースで呼吸してもらうことが大切です。

・口すぼめが強くて頬が膨らみすぎると、逆に力が入って不自然な呼吸になります。

・息苦しさ、経皮的動脈血酸素飽和度の低下、脈拍の増加がないかどうか観察します。

②腹式呼吸

　腹式呼吸とは、鼻から普通に息を吸って腹部を膨らませ、呼気時に口すぼめ呼吸をしながら膨らんだ腹部を少しへこませる呼吸法です（**図11**）。腹式呼吸をすると横隔膜の動きが大きくなり、呼吸数の減少と1回換気量の増加がはかれます。

　ただし、どの患者にも腹式呼吸が有効とは限りません。腹式呼吸を指導する場合は、適応を見極めることと、腹式呼吸によって効果が得られたかどうかを評価することが大切です。

《適応》

・手術前後などで、横隔膜の運動性が保たれている患者

・慢性閉塞性肺疾患で軽度から中等度の労作時呼吸困難感があり、横隔膜の収縮能が残存している患者

《不適応》

・横隔膜が非常に低位になっている場合（肺の過膨張）や、重度の呼吸困難がある患者

《指導時の注意点》

・まずはリラックスしてもらいます。リラックスするだけで、自然に腹式呼吸になる患者も少なくありません。

・リラックスしても腹式呼吸ができない場合は、患者の手を胸部と上腹部に置き、胸郭の動きを自覚してもらいましょう。

・腹部が膨らみすぎると、必要以上に横隔膜に力が入り、逆にエネルギーを使ってしまいます。

・呼気が長すぎると腹筋に力が入って痛くなります。

・同じリズムで呼吸できているか観察します。

chapter
11

酸素療法

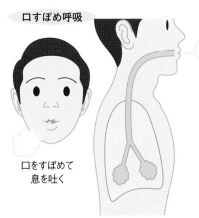

口すぼめ呼吸

口をすぼめて
息を吐く

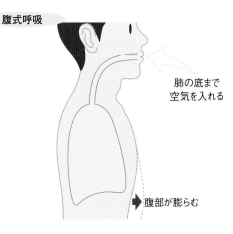

腹式呼吸

肺の底まで
空気を入れる

腹部が膨らむ

図11　口すぼめ呼吸と腹式呼吸

chapter 12

気道内吸引

気道内吸引の基本知識

 ### 気道を清潔に保つための機能とは?

　気道は、呼吸をするときの空気の通路であり、鼻腔から喉頭までの上気道と、気管から気管支までの下気道に分けられます（**図1**）。

　痰の主成分は気道内分泌物で、滲出液、ウイルスや細菌、塵埃などが含まれています。

　人間には、気道内に入った異物を気道粘液が取り込むことで痰をつくり、線毛運動により咽頭に向けて送り、咳嗽または嚥下により気道外に排出しようとする機能（気道クリアランス）が備わっています。

　気道内分泌物は1日約100mL産生されていますが、大部分は気道壁から吸収・蒸発したり、残った痰も唾液とともに嚥下されるため、痰として喀出されることはほとんどありません。

 ### 排痰ケアの目的とは?

　清浄化機能が低下すると気道に分泌物が貯留し、正常な呼吸ができなくなったり、呼吸器感染の原因になります。

ぐんぐん↑ポイント

痰の主成分
約90%が水分

ぐんぐん↑ポイント

線毛運動
気道粘膜の上皮細胞をおおう線毛は、空気の流れとは逆に波打ち、塵埃を含んだ粘液を咽頭のほうに押し戻す。

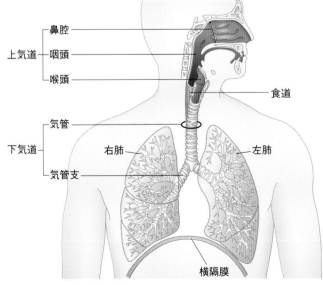

図1　気道

排痰ケアが必要になるのは、気道に痰が存在し、痰が身体に悪影響を及ぼしているとき、そして咳嗽で排痰ができないときです。

痰の貯留により起こることとは?

痰の貯留により、呼吸器においてさまざまな障害が出現します（**表1**）。

気道内吸引による患者の苦痛とは?

気道内吸引は、苦痛を伴う処置です。

苦痛を伴う理由は、①吸引中は呼吸ができない、②気道に陰圧がかかる、③吸引カテーテルという異物が挿入される違和感、などです。

侵襲的な処置であるため、排痰ケアの必要性があるか（痰が存在している？ 痰が身体に悪影響を及ぼしている？）アセスメントを行いましょう。

不必要な吸引は、患者に侵襲を与えているだけであり、合併症の可能性を高めます。

痰を排出しやすくするための3つのポイントとは?

気道クリアランスをサポートする3つのポイントは「粘性（粘稠度）」「重力」「空気の量と速度」です（**表2**）。

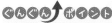
気道内吸引中の苦痛
息を吐いた後、10秒間息を止めるのを想像してみよう。さらに、吸引による陰圧もかかり、カテーテルの異物もある。とてもつらく苦しい処置である。

気道内吸引の合併症
気道内吸引によって、低酸素状態や肺胞の虚脱、無気肺などの合併症や気道粘膜も損傷が引き起こされることがある。吸引時間や吸引圧に十分注意してていねいに行う。

chapter
12

気
道
内
吸
引

表1　痰の貯留により生じる主な障害

窒息	粘性が高く過剰な痰が気道を閉塞することによって起こる
無気肺	痰が気管支を閉塞すると、そこから末梢側に酸素が行かず肺胞が虚脱する
ガス交換障害	窒息や無気肺になると肺胞でのガス交換に障害が起き、呼吸状態や全身状態の悪化をまねく
肺炎	貯留した痰そのものや、無気肺により生じた死腔が細菌の温床となって肺炎を起こす
気道や肺の損傷	気道が狭くなり、気道内圧が上がることで、気道や肺を損傷する

（道又元裕：正しく・うまく・安全に気管吸引・排痰法、p.1〜7、12〜14、南江堂、2017、近藤一郎ほか監：看護がみえるVol.2. 臨床看護技術、p.174-185、メディックメディア、2018をもとに作成）

表2　気道クリアランスをサポートする3つのポイント

粘性（粘稠度）	重力	空気の量と速度
・痰をできるだけやわらかくする →すでに硬くなった痰を再びやわらかくするのは難しい	・中枢気道に向けて痰が移動できるようにする ・痰がある部位を高くすることで重力を利用する	・呼気量が多い、呼気速度が速い咳嗽で排痰を促す
援助のポイント		
・湿度管理（50％以上に保つ） ・体液管理 ・薬剤（去痰薬）の使用 ・呼吸療法時の適切な加湿　など	・体位ドレナージ ・早期離床　など	・呼吸筋や腹筋の強化 ・咳嗽を抑制する要因の除去（疼痛など）　など

（道又元裕：正しく・うまく・安全に気管吸引・排痰法、p.1〜7、12〜14、南江堂、2017、近藤一郎ほか監：看護がみえるVol.2. 臨床看護技術、p.174-185、メディックメディア、2018をもとに作成）

One Point Lesson 体位ドレナージ

　体位ドレナージとは、分泌物が貯留している部位を高い位置に置き、重力を利用して分泌物を上気道に移動させる方法です。分泌物の貯留部位に応じた体位を取ります（**図2**）。実施にあたっては、次の点に注意しましょう。
・食後や経管栄養注入後、2時間以上経過している。
・バイタルサインの変動に注意する。
・苦痛の訴えや表情・顔色の変化に注意する。

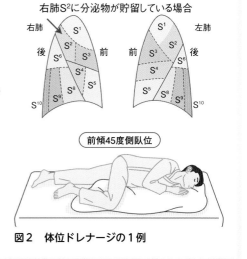

右肺S²に分泌物が貯留している場合

前傾45度側臥位

図2　体位ドレナージの1例

吸引器

吸引器の取りつけ位置を確認しましょう

　中央配管システムのアウトレットには、酸素（緑色）、圧縮空気（黄色）、吸引（黒色）があります。黒色のアウトレットに、「カチン」と音がするまで吸引器を押し込み、吸引器が固定されていることを確認します（**図3**）。

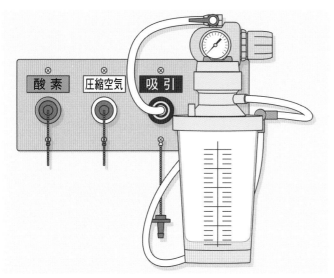

図3　吸引器の取り付け

吸引圧の設定を確認しましょう

　推奨される吸引圧は最大で20kPa（150mmHg）であり、これを超えないように設定します。吸引圧の設定は接続チューブを完全に閉塞させた状態で行います[1]。

　また、1回の吸引時間もできるだけ短くし、挿入開始から終了までを15秒以内にします。吸引時は気道内の酸素も一緒に吸引してしまうため、吸引圧が高く吸引時間が長いほど、低酸素状態や肺胞の虚脱、無気肺などの合併症が起こりやすくなります！気道粘膜も損傷しやすくなります。

 ## 吸引カテーテルの選択・操作方法を理解しましょう

　気管吸引では、吸引カテーテルのサイズは、気管チューブの内径1／2以下の外径のカテーテルを選択します。

　吸引カテーテルには、吸引圧調整口がついているものと、ついていないものがあります（**図4**）。

　吸引圧調整口がついている吸引カテーテルの場合は、母指で吸引圧調整口を塞ぎ、吸引圧がかからないようにします。

　また、吸引圧調整口がついていない吸引カテーテルは、吸引カテーテルを屈曲させて、吸引圧がかからないようにします。

　吸引カテーテルを気道内に挿入するときは、吸引圧がかからないように操作し、吸引カテーテルを進めてから吸引圧をかけます。

吸引圧をかけるタイミング
粘膜損傷のおそれがあるため、吸引カテーテルを進めてから吸引圧をかける。

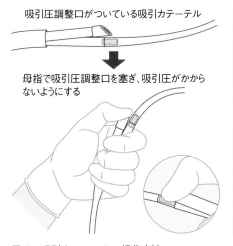

吸引圧調整口がついている吸引カテーテル

母指で吸引圧調整口を塞ぎ、吸引圧がかからないようにする

吸引圧調整口がついていない吸引カテーテル

吸引カテーテルを屈曲させて吸引圧がかからないようにする

図4　吸引カテーテルの操作方法

引用文献
1）日本呼吸療法医学会／気管吸引ガイドライン改訂ワーキンググループ編：気管吸引ガイドライン2013（成人で人工気道を有する患者のための）、人工呼吸、30：85、http://square.umin.ac.jp/jrcm/pdf/kikanguideline2013.pdfより2020年6月8日検索

感染対策を行いましょう

　手指衛生を行いましょう。

　エプロン、サージカルマスク、ディスポーザブル手袋、必要に応じてゴーグルやフェイスシールドを着用しましょう。

 ## 患者に説明しましょう

　患者の苦痛を伴うことから、実施前に吸引の必要性と、どのようなことをするのか説明し、同意を得ます。また、吸引中は発声が困難なため、苦しいときに中断するための合図を決めておきます。

 ## 吸引後の観察を行いましょう

　患者に労いの言葉をかけ、聴診で呼吸音を確認し、吸引の効果を評価します。

　バイタルサインや酸素飽和度、呼吸苦など患者の全身状態を把握し、吸引した分泌物の量と性状（色、粘稠度）を観察します。

ぐんぐん↑ポイント
手指衛生
手洗い：目に見える汚染がある場合
擦り込み式アルコール製剤による手指消毒：目に見える汚染がない場合

ぐんぐん↑ポイント
個人防護具の着用
スタンダードプリコーションに従い、感染防止のため個人防護具を適切に装着する。

One Point Lesson 上気道の吸引

上気道の吸引は、以下の手順で実施します。

❶吸引器を黒色のアウトレットに取りつける。

❷手指衛生を行い、スタンダードプリコーションに従い、個人防護具を装着する。

❸吸引器のスイッチをオンにして作動させ、吸引圧がかかるか確認する。

❹吸引圧を20kPa（150mmHg）に設定する。

❺接続チューブに吸引カテーテルを接続する。

❻カテーテル挿入の長さを想定する。

❼患者にカテーテル挿入について伝え、顔の向きは看護師側を少し向くように整える。嘔吐がみられたら、嘔吐物による窒息や誤嚥予防のために、すぐに横に向けられるようにする。

❽利き手と反対の手で吸引圧がかからないように吸引カテーテルを操作し、利き手で吸引カテーテルの先端5cmのところを持ち、鼻腔あるいは口腔に挿入する（**図5**）。
口腔内：カテーテルを口角から口腔内のカーブに沿って静かに進め、咽頭付近まで挿入する。
鼻腔内：鼻甲介に当たらないように鼻腔のカーブに沿って挿入し、吸気に合わせて咽頭部までまっすぐ静かにカテーテルを進める（**図6**）。

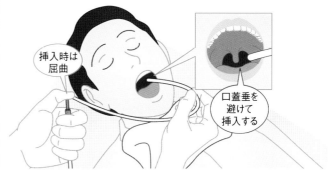

挿入時は屈曲

口蓋垂を避けて挿入する

図5　口腔内吸引

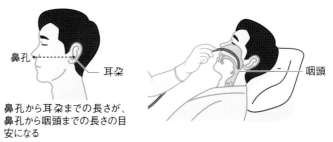

鼻孔

耳朶

咽頭

鼻孔から耳朶までの長さが、鼻孔から咽頭までの長さの目安になる

図6　鼻腔から咽頭までの長さの目安

❾吸引カテーテルが目的の部位に達したら、利き手でないほうの手で操作して吸引圧をかけ、利き手で吸引カテーテルを回しながら吸引する（挿入から終了まで15秒以内）。吸引中は、吸引カテーテルをこよりをつくるように回すことで、粘膜の損傷を防ぐ（**図7**）。吸引中の患者の顔色やバイタルサインの変化に注意し、観察する。

❿吸引中、吸引後には吸引した分泌物の量と性状を観察する。

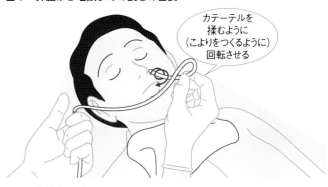

カテーテルを揉むように（こよりをつくるように）回転させる

図7　鼻腔内吸引

⓫患者の全身状態を観察する。患者に深呼吸を促す。

⓬吸引カテーテルを廃棄する（基本的には単回使用が望ましい、再度吸引する場合は、アルコール綿で外側を拭き、水を吸引してカテーテルと吸引管の内側の汚れを落とす）。

⓭正しい手順で個人防護具を外し、手指衛生を行う。吸引器のスイッチを切る。

⓮患者の体位を整える。再度、呼吸状態を観察し、呼吸苦や気分不快がないか確認する。

⓯観察したことを記録する。

ドレーン管理の基本知識

 ドレーンの抜去・埋没の防止とは?

ドレーンは、患者のわずかな体動によってでも抜去してしまうことがあるため、確実に固定しなければいけません。とくに脳室ドレナージと胸腔ドレナージでは、ドレーンが抜けると重大な合併症を引き起こすので注意が必要です。

ドレーンを確実に固定するために、

①皮膚の上にテープを1枚貼る

②その上にドレーンを置く

③ドレーンの上からもう1枚テープを貼る

という方法を用います（**図1**）。このとき、テープに角があると剥がれやすくなるため、角は丸く切っておきます。

ペンローズ型ドレーンのような短いドレーンは、逆に体内に埋没してしまうことがあるため、安全ピンをつけて体内への埋没を防止します。また、穿刺針や廃液チューブを皮膚に縫合糸をかけて結紮し固定することもあります。

> **ぐんぐん↑ポイント**
> **ドレーン**
> 体内に貯留している血液、滲出液、膿汁、消化液、気体などを、体外に誘導して排出させることをドレナージといい、ドレナージを行うために体内に挿入しているチューブをドレーンという。

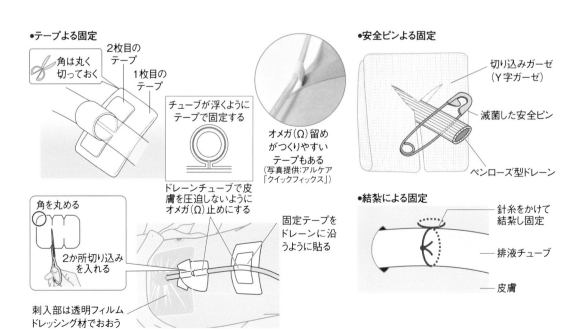

図1　ドレーンの固定例

● ドレナージの目的

ドレナージには、①治療、②予防、③情報を得る、という3つの目的があり、それぞれ、「治療的ドレナージ」「予防的ドレナージ」「情報ドレナージ（インフォメーション・ドレナージ）」とよばれています。

①治療的ドレナージ

治療を目的に行うドレナージです。たとえば、感染や発熱の原因になる膿を排出させる、頭蓋内圧亢進の原因になる髄液を排出させる、などです。

②予防的ドレナージ

手術後に滲出液や血液などの貯留が予測されるとき、それらを排出するために行うドレナージです。貯留物による感染の予防や、創傷の治癒を促進させることが目的です。

③情報ドレナージ（インフォメーション・ドレナージ）

排液の量や性状を観察し、術後の合併症の早期発見や、病態の予測を行うためのドレナージです。①、②のドレナージであっても排液を観察するので、情報ドレナージの要素を含んでいます。

また、ドレーンは形状により、フィルム型ドレーン、チューブ型ドレーン、サンプ型ドレーン、スリット型（ブレイク型）ドレーンに分類されます（**表1**）。

ぐんぐん↑ポイント

毛細血管現象

液体の中に管を入れたとき、液体が管の中を上昇・下降する現象。管が細ければ細いほど、上昇する力が強くなる。

表1　ドレーンの種類

チューブ型ドレーン	
血液や膿汁などの粘度の高い液体や、多量の滲出液の排出に適している。腹腔内や胸腔内のドレナージによく使われる。血液が凝固しにくく、挿入部位への刺激の少ないシリコン製が主流。いくつかの形態があり、デュープル型は毛細血管現象を利用。プリーツ型は、屈曲時に内腔の閉塞を防ぐようになっている	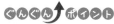デュープル型　　単孔型　　プリーツ型
フィルム型ドレーン	
多数の細い溝があり、毛細血管現象を利用して排出する。粘度の低い滲出液の排出に適しており、予防的ドレナージに使用することが多い。シリコンなどのやわらかい素材でできているため、排液の粘度が高ければ閉塞する可能性がある。挿入部位への刺激は少ない	多孔型　　フィルム型　　ペンローズ型
サンプ型ドレーン	
内腔が2腔〜3腔に分かれており、一方から空気、もう一方から液体を排出する。内腔が多重構造になっているため、持続的に吸引してもドレーン先端の周辺組織を吸着しない	3腔型　　2腔型
スリット型（ブレイク型）ドレーン	
チューブ型ドレーンとは異なり、内腔をもたず、4本の深い溝状の構造となっている。周囲組織との接触面が大きく、広範囲にドレナージ可能である	ラウンド型　　フラット型

chapter
13

ド
レ
ー
ン
管
理

体外に出ているドレーンの先端は挿入部より低くすることが必要

　体外に出ているドレーンの先端が挿入部より高いと、排液が重力によって上から下へスムーズに流れません。ドレーンを排液バッグに接続している場合、排液バッグを低い位置に置いていても、途中でチューブが「U字」型になっていると、流れが妨げられるので注意しましょう（**図2**）。

 ドレーンの屈曲・閉塞を予防

　ドレーンが屈曲・閉塞していると、排液がスムーズにできません。ドレーンの先端が効果的にドレナージされる位置から動かないように固定し、とくに挿入部位は屈曲しやすいので、屈曲、閉塞しないように留意します（**図2**）。そのほかの部位でも、患者の体動によって屈曲やねじれが生じることがありますから、注意して観察しましょう。

　ドレーンが閉塞していないかどうかの観察も忘れてはなりません。閉塞の有無は、胸腔ドレナージでは、呼吸性変動も確認します。

　なお、粘度の高い排液は、ミルキングを行って閉塞を予防します。ミルキングは、ドレーンの挿入部位から2～3cm下を利き手の反対の手でつまんでクランプし、利き手もしくはミルキングローラーで下方向にしごいて行います。挿入部位に圧力がかからないように注意して行いましょう（**図3**）。

ぐんぐん↑ポイント
ミルキングを行えない場合
・ドレーン刺入部に感染の徴候や痛みがある場合
・膵管ドレナージや胆管ドレナージなどの消化作用の強い排液が予測される場合（ミルキングによる圧力で腹腔内に膵液や胆汁が漏れ、腹膜炎などの重篤な合併症を引き起こす可能性がある）
・細くてやわらかいドレーン（シリコン素材）の場合は、ミルキングローラーによるミルキングは避ける。

①埋没・抜去していないか
　　排液が挿入部から漏れていないか
　　発赤・腫脹などの感染徴候はないか
②固定テープの剥がれ、汚染はないか
③接続部からの排液の漏れはないか
④ドレーンの屈曲、捻転はないか
⑤ドレーンがタレすぎていないか
⑥呼吸性変動があるか
　　排液でいっぱいになっていないか
　　排液の量と性状がドレナージの目的から逸脱していないか
⑦バイタルサインや全身状態に異常はないか
　　疼痛を緩和できているか
　　ドレーン挿入に伴う患者の拘束感や負担感はどうか

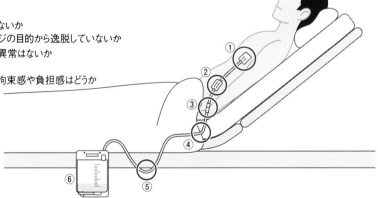

図2　ドレーン固定時のチェックポイント
（永井秀雄、中村美鈴：臨床に活かせるドレーン＆チューブ管理マニュアル、p.17、学研メディカル秀潤社、2011より改変）

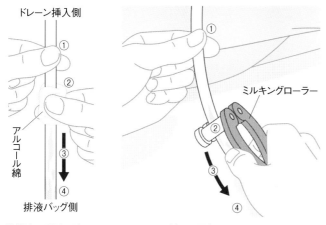

①排液の逆流を防ぐために、しっかりと圧迫して固定
②指の場合、アルコール綿でドレーンを挟む。ミルキングローラーでは中央でドレーンを挟む
③片手でドレーンを保持したまま、指で圧迫しながら下へ滑らせる。また、ドレーンを挟んだミルキングローラーをゆっくり排液バッグのほうに滑らせる
④貯留物を排液バッグへ排出させる

図3　ミルキングの方法

 ## 排液は経時的に観察

　排液の量や性状の観察は、異常の早期発見のために重要です。ドレナージの目的や部位などによって、量や性状が異なりますから、異常かどうかを判断するには、目的、部位、病変などを把握しておかねばなりません。

　たとえば、術後の排液の場合、通常は血性→淡血性・黄色→漿液性（術後2〜3日後）と変化していきます。血性が持続する場合や血性に逆行した場合は、術後出血を疑い、医師に連絡します。

 ## 挿入部位の感染予防

　挿入部の清潔ケアを怠ると、細菌が侵入して感染の原因になります。細菌が侵入しないように、挿入部は頻回に清拭およびガーゼ交換を行います。挿入部位周辺の発赤・腫脹の有無、ガーゼに付着した汚染物の色やにおいを観察し、感染徴候がないかどうかの確認も忘れてはなりません。

　閉鎖式ドレナージの場合は、体外へ出た排液の逆流も感染の原因になります。排液バッグを挿入部より高くしないように、また、排液バッグがいっぱいにならないように注意が必要です。排液の逆流が原因となった感染を逆行性感染といいます。

●ドレーンの挿入方法

①手術時に挿入する

　最もよく用いられる方法です。主に、頭部、胸部、腹部の手術時に、術後合併症の予防を目的に挿入します。

②経皮的に穿刺して挿入する

　超音波やCTのガイド下で、経皮的に穿刺して挿入する方法です。画像診断装置の進歩に伴って、この方法が普及しています。画像診断装置で病変を把握でき、安全に穿刺できる部位が適応になります。

③皮膚を切開して挿入する

　皮膚を切開してドレーンを挿入する方法です。皮下の膿瘍部などに挿入し、膿を排出させて治癒をはかります。

ぐんぐん↑ポイント

ドレーンの挿入部位の確認
ドレーンの排液の性状は、ドレーン先端がどこに入っているかにより異なる。そのため、手術室や検査室からの情報をしっかり得てから観察する必要がある。

患者の苦痛は、最小限に

　ドレーンの挿入により、患者は身体的にも精神的にも苦痛を感じています。できるだけ苦痛を緩和できるように援助しましょう。身体的な苦痛には、ドレーン挿入自体の痛みと、体動による痛みがあります。体動による痛みを緩和するには、動いたときにドレーンがずれないように、しっかりと固定することが大切です。鎮痛薬の処方が必要な場合もあります。絆創膏による皮膚障害も身体的苦痛になります。ドレーンの固定位置を毎日ずらし、スキンケアを忘れないようにしましょう。

　精神面では、「いつまでドレーンを挿入しているのだろうか」「動くとドレーンが抜けるのではないだろうか」「血が出ているが大丈夫なのだろうか」などの不安があります。ドレーンを挿入している目的、いつ頃抜去できるか、病状の経過などを説明して患者の不安の軽減に努めましょう。

基礎知識

●排液の誘導方法

　排液の誘導方法は、重力を利用する方法と吸引器で吸引する方法に分かれ、前者を「受動的ドレナージ」、後者を「能動的ドレナージ」といいます（**図4**）。

①受動的ドレナージ

　ドレーンの挿入部と体外の重力などを利用して、排液を自然に行う方法です。体外に出ているドレーンの先端をそのまま開放してガーゼなどに吸収させる「開放式ドレナージ」と、ドレーンの先端を排液バッグに接続する「閉鎖式ドレナージ」があります。

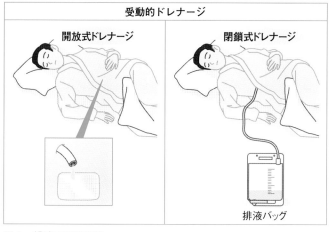
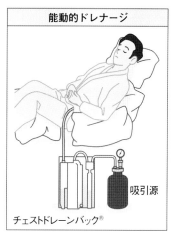

図4　排液の誘導方法

開放式ドレナージは、排液が比較的少なく早期にドレーンを抜去
できるときに用います。

②能動的ドレナージ

　体外に出ているドレーンの先端を吸引器に接続し、陰圧をかけ
て排液させる方法です。

脳室ドレナージ

基礎知識

●脳室ドレナージの目的

　脳室ドレナージは、脳室に貯留した髄液や血液を排出すること
によって頭蓋内圧を適正に保つことを目的として行います。成人
の仰臥位時の正常頭蓋内圧は、150〜180mmH₂Oですが、脳内
出血や髄液の循環障害などが生じると、脳室が急激に拡大して頭
蓋内圧が亢進します。すると、動脈血が頭蓋内に流れ込む灌流圧
（血圧－頭蓋内圧）が低下して脳血流が減少します。さらに、頭
蓋内圧が血圧よりも高くなると、血液が頭蓋内に入らなくなり、
脳細胞が死滅してしまいます。また、脳ヘルニアに進展すること
もあります。

ぐんぐん↑ポイント
髄液の循環
髄液は、脈絡叢で1日に450〜
500mL（成人）産生され、脳室から
クモ膜下腔へ流れて静脈洞に吸収さ
れる。

chapter
13

ドレーン管理

ドレナージ圧は定期的に確認する

　脳室ドレナージの目的は、頭蓋内圧を適正に保つことです。頭蓋内圧が亢進すると、血液が途絶えて酸素や栄養が供給されないために脳細胞が死滅します。また、脳ヘルニアに進展する危険性もあります。逆に頭蓋内圧が低すぎると、脳が沈下して頭蓋底に置かれたような状態になり、頭痛や意識障害などを合併する危険性があります。

　頭蓋内圧を適正に保つためには、ドレナージ圧を定期的に確認することが大切です。また、ベッドアップや体位変換などを行った後は、ドレナージ圧を設定したときの体位に戻し、そのつどドレナージ圧を確認しましょう。髄液や血液がスムーズに排出されているか、ドレーンに屈曲・閉塞はないか、などの観察も必要です。

 ## ドレーンの固定はしっかりと

　どの部位のドレナージも、ドレーンの挿入部の固定をきちんとしなければなりませんが、脳室ドレナージの場合は、より確実に固定する必要があります。ドレーンが抜けると、髄液が多量に漏出して髄圧が低下するからです。

　挿入部のドレーンは、ガーゼの上にループをつくって絆創膏で固定しましょう。ループを1つつくっておくと、外力が直接挿入部にかかることを防止できるので、抜けにくくなります（**図5**）。

One Point Lesson　脳室ドレナージの方法

　脳室ドレナージは、脳室ドレナージセット（ドレナージ回路と排液バッグ）を用いるのが一般的です。ドレナージセットは、体外に出ているドレーンの先端の高さを調整して頭蓋内圧（ドレナージ圧）を設定することで、髄液や血液を排出させます。たとえば、ドレナージ圧を150mmH$_2$Oに設定すると、頭蓋内圧が150mmH$_2$Oになった場合に血液や髄液が排出されます。ドレナージ圧は、患者の外耳孔の高さを基準（0点）にし、0点から排液落下部までの高さを調整して設定します（**図6**）。

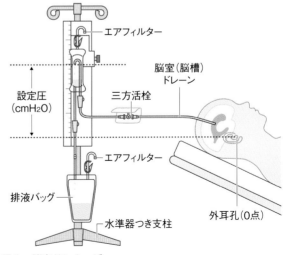

図6　脳室ドレナージ
（永井秀雄、中村美鈴：臨床に活かせるドレーン＆チューブ管理マニュアル、p.24、学研メディカル秀潤社、2011より改変）

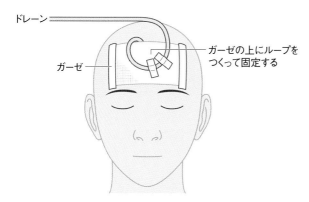

ドレーン

ガーゼの上にループを
つくって固定する

ガーゼ

図5　脳室ドレナージ用ドレーンの固定

 脳室ドレーン挿入中は感染管理を万全に

　頭蓋内は感染に非常に弱いので、細菌が少しでも侵入すると重症の髄膜炎を引き起こしてしまいます。また、脳室ドレナージは比較的長期間行うことがあるので、感染予防がとくに重要です。以下の点に注意しましょう。

①ルートの接続部位は細菌の侵入経路になるため、無菌ガーゼでおおう。

②逆行性感染を防ぐため、排液バッグがいっぱいにならないように注意する。また、ルートを接続したまま排液バッグを持ち上げない。

③排液を捨てた後は、排液バッグのルート挿入部をポビドンヨードなどの消毒薬で消毒してからルートを接続する。

④通常の感染徴候のほか、髄膜炎症状（頭痛、悪心、嘔吐など）や髄液の性状にも注意する。髄液が混濁していたり浮遊物があるときは、感染を疑う。

 ドレーンの自己抜去の防止

　意識障害のある患者の場合は、無意識にドレーンを抜いてしまわないように注意が必要です。ドレーンが抜けると生命に危険が及ぶため、やむをえず抑制しなければならないこともあります。その場合は、患者に苦痛を与えないように工夫し、家族に抑制の必要性を説明して同意を得ましょう。

> **ぐんぐん↑ポイント**
> **ドレーンを抜去した場合**
> 患者がドレーンを抜去してしまった場合は、すぐに消毒してガーゼで圧迫し、医師に連絡する。ドレーンを挿入していると違和感があるため、なかには無意識にドレーンを抜いてしまう患者がいる。ドレーン挿入中は注意深く観察する。

chapter
13

ドレーン管理

胸腔ドレナージ

基礎知識

●胸腔ドレナージの目的

胸腔ドレナージの目的は、胸腔内に貯留した空気や血液・滲出液などの液体を体外に排出して、呼吸機能を正常に保つことです。

胸腔は、わずかな胸水が存在するだけのほぼ密閉された空間で、常に陰圧を保っています。そのために弾性のある肺が拡張・収縮を繰り返し、呼吸を正常に行うことができます。ところが、何らかの原因で胸腔に空気や液体が貯留すると、胸腔の陰圧が妨げられて肺が拡張できなくなり、十分な換気が行われなくなります。

そこで、胸腔にドレーンを挿入して空気や液体を排出させることによって胸腔内の陰圧を回復させ、肺が拡張できる環境を整えるのです。

基礎知識

●胸腔ドレナージの適応

①気胸

気胸とは、胸腔に空気が貯留することによって胸腔内圧の陰圧が妨げられ、肺が収縮した状態（虚脱した状態）になっていることです。肺が破れて空気が入る自然気胸や、胸壁から空気が入る外傷性気胸などがあります。

空気は胸腔内の上部に貯留するため、主に第2・第3肋間鎖骨中線からドレーンを挿入します（図7）。

ぐんぐん↑ポイント
胸腔ドレナージの主な合併症

・トロッカーカテーテル挿入時の肺の損傷による気胸や出血
・逆行性感染による刺入部感染や膿胸
・再膨張性肺水腫（短時間に多量の胸水や空気を排除すると、膨張肺内に水腫を生じることがある）
・横隔膜麻痺
・緊張性気胸
・皮下気腫

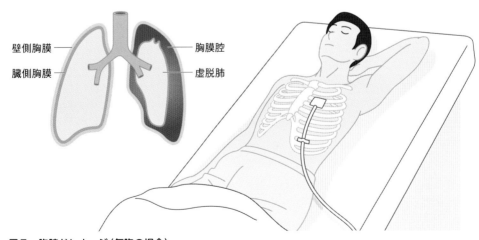

壁側胸膜　　　胸膜腔
臓側胸膜　　　虚脱肺

図7　胸腔ドレナージ（気胸の場合）

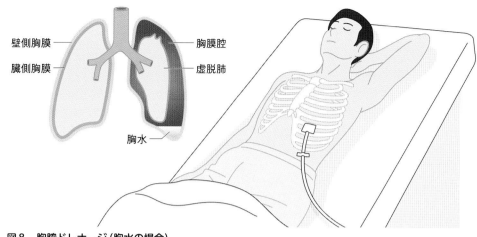

壁側胸膜

臓側胸膜

胸膜腔

虚脱肺

胸水

図8　胸腔ドレナージ（胸水の場合）

②胸水の貯留

　胸水とは、胸腔内に貯留した液体の総称です。血液が貯留した場合は「血胸」、膿が貯留した場合は「膿胸」といいます。気胸と同様に、胸水が貯留すると胸腔内圧の陰圧が妨げられ、肺が収縮した状態（虚脱した状態）になります。

　胸水は、胸腔内の下部に貯留するため、主に第6・第7肋間中腋窩線から挿入します（**図8**）。

③開胸手術後

　開胸手術を行った後は、必ずドレーンが挿入されます。ドレーン挿入の目的は、①開胸によって虚脱した肺を拡張させる、②胸腔内出血の有無や肺からの空気漏れの有無を観察する、という2つがあります。

　ドレーンは、胸腔の上部（排気用）と下部（排液用）に挿入されていることが多く、挿入は手術時に行われます。

ドレーンの固定はしっかりと

　胸腔とドレナージの回路は、機密性が保持されています。ドレーンが抜けたりルートの接続部が緩んだりしていると、胸腔内に空気が入り込んで肺が虚脱してしまいます。したがって、ドレーンの挿入部の固定とルートの接続を確実に行わなければなりません。

　ドレーンが抜けないように、医師がドレーンの挿入部を縫合しますが、さらに確実に固定するために、中間固定を行いましょう。中間固定は、挿入部から2～3cm下方をテープで固定するとよいでしょう。

ぐんぐんポイント
ドレーン抜去を考慮する排液量
気胸：12時間以上のドレーンクランプの後に胸部X線撮影を行い、肺の虚脱がないとき
胸水：排液量が200mL/日以下、あるいは2mL/kg/日以下で、排液の性状が漿液性になったとき
膿胸：炎症所見（CRPや白血球数の上昇）の消失、排液培養の陰性化、膿瘍の消失を確認したとき

ぐんぐんポイント
気胸の程度と治療法
気胸の治療法には、①安静、②胸腔穿刺、③胸腔ドレナージ、④胸膜癒着術、⑤胸腔鏡手術、があり、重症度、初発・再発などを考慮して治療法が選択される。胸腔ドレナージは、肺の虚脱率が中等度以上で、胸腔穿刺では改善しなかった場合に実施される。

呼吸状態の観察をしっかり行う

呼吸状態を観察しなければ、ドレナージを行うことによって、肺が拡張しているかどうかを確認できません。観察項目は、①呼吸音、②呼吸回数、③動脈血酸素飽和度、④動脈血ガス分析値、⑤X線写真、などです。

One Point Lesson 胸腔ドレナージの方法

胸腔ドレナージを行うときは、ドレーンから空気が逆流しないように、常にドレーンに陰圧をかけておく必要があります。そのため、「3連ボトル装置」や3連ボトル装置と同じ原理の「ディスポーザブル持続吸引装置」が用いられます。3連ボトル装置は、「排液ボトル」「水封室」「吸引圧調整ボトル」の3つのボトルを管で接続した装置です（**図9**）。

①排液ボトル

胸腔から排出された液体を貯留する。

②水封室（滅菌蒸留水を入れる）

胸腔内の空気を排出する。体外からの空気の流入を防ぐ。

③吸引圧制御ボトル（滅菌蒸留水を入れる）

このボトルに入れる滅菌蒸留水の量で吸引圧を調節する。吸引圧が強くなりすぎると、空気導入口から空気が入り、調整される。なお滅菌蒸留水は黄色に着色される。

ディスポーザブル持続吸引装置を使用する場合は、吸引圧を $-10 \sim -15$ cmH$_2$O に設定します。

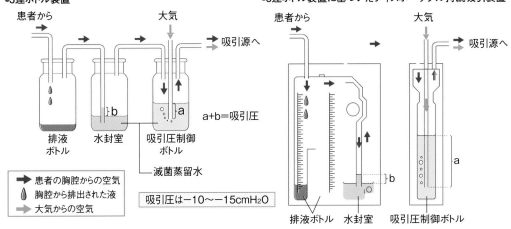

●持続吸引装置の種類

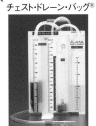
チェスト・ドレーン・バッグ®

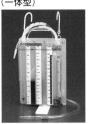
チェスト・ドレーン・バッグ®
（一体型）

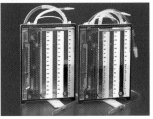
大容量のチェスト・ドレーン・バッグ®

図9　3連ボトルとディスポーザブル持続吸引装置

皮下気腫の早期発見

　ドレナージが適切に行われていなければ、胸腔内の空気がドレーン挿入部から外に出ようとして、挿入部付近の皮下に侵入して皮下気腫が生じることがあります。皮下気腫の出現や増強は、ドレナージが効果的に行われていないことを示しています。皮下気腫の有無や程度を観察し、自然に消滅しない場合や増強している場合は、医師に報告しましょう。

腹腔ドレナージ

 ## ドレーン挿入部の確認を定期的に行う

　腹腔ドレーンは手術中に挿入することが多く、手術直後には、1人の患者に複数のドレーンが挿入されています。効果的にドレナージが行われているか、異常が出現していないかなどを判断するには、ドレーンの挿入部位と目的を確認することが大切です。手術室から、手術内容やドレーン挿入部などについての申し送りを、きちんと把握しておきましょう。

 ## 排液の量と性状の観察を
怠ってはいけない

　ドレナージが効果的に行われているか、異常が出現していないかなどを判断するために、排液の量と性状の観察を怠ってはいけません。排液の量が正常かどうかを判断するには、手術室からの申し送りを把握しておくことが大切です。たとえば、術中に多量の洗浄液を使用した場合、排液の量は当然多くなります。申し送りを把握しておかなければ、多量の排液を異常だと判断してしまうおそれがあります。

　排液の性状が血性であったり、膿汁やにおいを伴う場合は注意が必要です。多量の出血が認められれば止血の処置や再手術が必要ですし、膿汁やにおいを伴う場合は、感染を疑って細菌培養検査を行うことがあります。

　　基礎知識

●腹腔ドレナージの目的
　腹腔ドレナージは、治療目的や予防目的で行います。
①治療的ドレナージ
・髄膜炎などによって、すでに腹腔内に貯留している膿汁、血液、消化管液などを排出させます。

・手術によって貯留した血液、リンパ液、消化管液、滲出液、手術で使用した洗浄液などを排出させます。

②予防的ドレナージ

　術後に、大量の滲出液の貯留などが予測される場合に、予防的に挿入します。

③情報ドレナージ

　術後の出血量の確認や、縫合不全、消化液の漏れの早期発見を目的として挿入されます。

●腹腔ドレーンの挿入部位

　術後は仰臥位をとることが多く、液体が貯留しやすい直腸膀胱窩（男性）やダグラス窩（女性、直腸子宮窩）、横隔膜下腔、モリソン窩にドレーンを挿入することが多くあります（図10）。

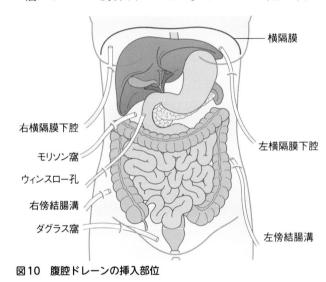

図10　腹腔ドレーンの挿入部位

心肺蘇生法の基本知識

　私たち看護師は常に患者のいちばん近くにいるため、患者の急変に遭遇する機会が多い職種といえます。心臓と呼吸が止まってから時間の経過とともに、救命の可能性は急激に低下していきます（**図1**）。また、3〜4分間以上無酸素状態が続くと、脳に不可逆的な変化が起こり、たとえ蘇生に成功したとしても脳に重大な後遺症が残ります。適切に対応できるように、日頃からトレーニングを重ねておきましょう。

　心肺蘇生法（cardio pulmonary resuscitation, CPR）のガイドラインは、2000年に国際的に統一され、5年ごとに更新されています。2015年度版「JRCガイドライン」では胸骨圧迫の深さが5〜6 cm、胸骨圧迫のテンポが100〜120回/分へと変更されているほか、胸骨の下半分を圧迫することが強調されています。またファーストエイドの概念が追加されています。

●一次救命処置（BLS）

　一次救命処置とは、心肺停止または呼吸停止に対する処置のことで、専門的な器具や薬品などを使う必要がない心肺蘇生（CPR）です。正しい知識と適切な処置の仕方を理解することで、誰でも行うことができます。BLSはすべての医療者が身につけておくことを求められているスキルです（**図2**）。

ぐんぐん↑ポイント

ファーストエイド

「JRC蘇生ガイドライン2015」では「急なけがや病気になった人に対しての最初の行動」と定義している。またファーストエイドの目的は、「人の命を守り、苦痛を和らげ、それ以上のけがや病気の悪化を防ぐこと、回復を目指すこと」されている。

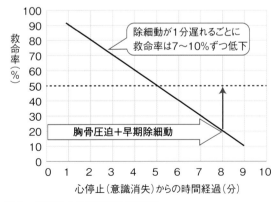

図1　除細動までの時間と救命率

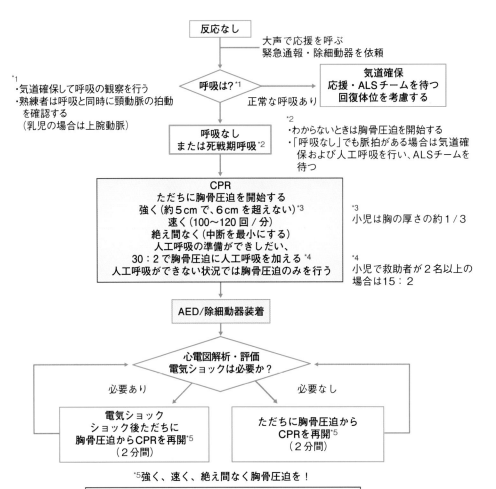

```
                    ┌──────────┐
                    │ 反応なし │          大声で応援を呼ぶ
                    └──────────┘          緊急通報・除細動器を依頼
                         │
                         ▼
*1                    ◇呼吸は?*1◇ ───────→ ┌────────────────────┐
・気道確保して呼吸の観察を行う                正常な呼吸あり │    気道確保         │
・熟練者は呼吸と同時に頸動脈の拍動                          │ 応援・ALSチームを待つ│
  を確認する                                               │ 回復体位を考慮する   │
  (乳児の場合は上腕動脈)                                    └────────────────────┘
                         │
                         ▼
                 ┌──────────────┐      *2
                 │  呼吸なし     │      ・わからないときは胸骨圧迫を開始する
                 │ または死戦期呼吸*2│   ・「呼吸なし」でも脈拍がある場合は気道確
                 └──────────────┘          保および人工呼吸を行い、ALSチームを
                         │                  待つ
                         ▼
   ┌─────────────────────────────────┐
   │            CPR                   │
   │  ただちに胸骨圧迫を開始する         │    *3
   │  強く(約5cmで、6cmを超えない)*3    │   小児は胸の厚さの約1/3
   │  速く(100~120回/分)              │
   │  絶え間なく(中断を最小にする)      │
   │  人工呼吸の準備ができしだい、        │    *4
   │  30:2で胸骨圧迫に人工呼吸を加える*4 │   小児で救助者が2名以上の
   │  人工呼吸ができない状況では胸骨圧迫のみを行う│ 場合は15:2
   └─────────────────────────────────┘
                         │
                         ▼
                 ┌──────────────┐
                 │ AED/除細動器装着 │
                 └──────────────┘
                         │
                         ▼
              ◇心電図解析・評価      ◇
              ◇電気ショックは必要か? ◇
                ╱              ╲
          必要あり              必要なし
             │                    │
             ▼                    ▼
   ┌──────────────┐      ┌──────────────┐
   │  電気ショック   │      │ ただちに胸骨圧迫から│
   │ ショック後ただちに│      │  CPRを再開*5    │
   │ 胸骨圧迫からCPRを再開*5│   │  (2分間)       │
   │  (2分間)       │      └──────────────┘
   └──────────────┘
```

*5強く、速く、絶え間なく胸骨圧迫を!

┌────────────────────────────────┐
│ ALSチームに引き継ぐまで、または患者に正常な呼吸や │
│ 目的のある仕草が認められるまでCPRを続ける   │
└────────────────────────────────┘

図2　医療用BLSのアルゴリズム

〔日本蘇生協議会:JRC蘇生ガイドライン2015(オンライン版)、第2章 成人のための二次救命処置(ALS)、http://www.
japanresuscitationcouncil.org/wp-content/uploads/2016/04/0 e5445d84c 8 c 2 a31aaa17db 0 a 9 c67b76.pdf より改変〕

急変患者を発見! どうすればいい?

　急変患者を発見した場合、まず周囲の安全確認と自身の感染防御
を行いましょう。そのうえで、次の手順を行います。

急変患者の発見

↓

①患者の反応を確認する

・肩を叩きながら、大声で呼びかける。

・何らかの応答や目的のある仕草がなければ「反応なし」とみなす。

↓

反応なし

↓

ぐんぐん↑ポイント
回復体位

回復体位(リカバリーポジション)
とは、患者の上になっている手を顎
の下に入れ、頭を後ろにそらし、下
顎を前に出して口を下に向ける。上
になっている脚を約90度曲げて、
身体の安定をはかる体位である。

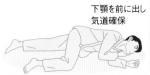

下顎を前に出し
気道確保

上側の膝を約90度　両肘を曲げ、上側
に曲げ、後ろに倒れ　の手の甲を顔の
ないようにする　　　下に入れる

図3　回復体位

②大声で応援を呼び、緊急通報と除細動器を依頼

・反応がないことを確認したら、その場を離れず速やかに応援を要請する。
・周囲に緊急事態だということを伝えるため、大声で助けを呼ぶ。
・近くに通信手段がない場合は、医療者を連れてくるよう周囲の人に依頼する。

↓

呼吸はある？

↓

③呼吸の有無を確認、気道確保と呼吸・脈拍の確認

・気道確保をする。
・正常な呼吸をしているか胸と腹部の動きを観察する（図4）。
・熟練者は呼吸と同時に頸動脈の拍動を確認する（図5）。

↓

④呼吸なしまたは死戦期呼吸

　患者に反応がなく、呼吸がないか死戦期呼吸が認められる場合は心停止と判断します。また判断に迷った場合も心停止と判断し、心肺蘇生を開始します。

ぐんぐん↑ポイント
頭部後屈あご先挙上法
患者の額を押さえながら、もう一方の手の指先をあごの先端（骨のある硬い部分）にあてる。気道を広げ空気の通り道を確保することができる。

ぐんぐん↑ポイント
死戦期呼吸
死戦期呼吸とは、心停止直後にしばしば認められるしゃくりあげるような不規則な呼吸。死戦期呼吸を、呼吸がまだあるものとして心肺蘇生が遅れる場合がある。

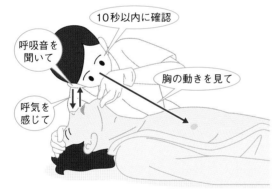

図4　呼吸の確認

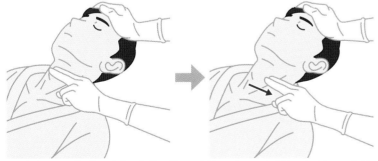

頸動脈は、まず示指と中指を気管の位置に置き、そこから手前へすべらせて気管と筋の間の溝で触知する

図5　頸動脈の触知

応援要請があったとき、何を持っていく？

　救命処置に必要な器材や物品はさまざまですが、心肺停止状態であれば自動体外式除細動器（AED）もしくは除細動器と救急カート（**図6**）が必要になります。救急カートには、救命処置に必要な器材や物品が、常に補充されています。日頃から、緊急時に備えAEDや救急カートの位置を確認しておきましょう。

ぐんぐん↑ポイント

AEDの日常点検

AEDは、毎日自動で使用できる状態にあるかセルフテストを行なっており、ステータスインジケータ確認する。いつでも使用できるように、定期的な点検が大切である。また、消耗品（電極パッドやバッテリー）の交換時期を確認しておく。

胸骨圧迫

 胸骨圧迫の方法は？

《胸骨圧迫のポイント》（**図7**）

・圧迫する部位は、胸骨の下半分です（剣状突起や肋骨を圧迫すると骨折しやすい）。
・両手を重ね、手掌基部で圧迫する（指を少し反らすと手掌基部に力が入れやすい）。
・肘を伸ばし二等辺三角形をつくるイメージで行う。
・肩が圧迫部位の真上になるような位置にする。
・両肘をしっかりと伸ばして垂直方向に圧迫する。
・毎回の圧迫の後は、胸郭が元の位置に戻るように十分な圧迫解除を心がけることが大切です。ただし、手が胸から離れたり浮き上がったりして、圧迫位置がずれないように注意します。

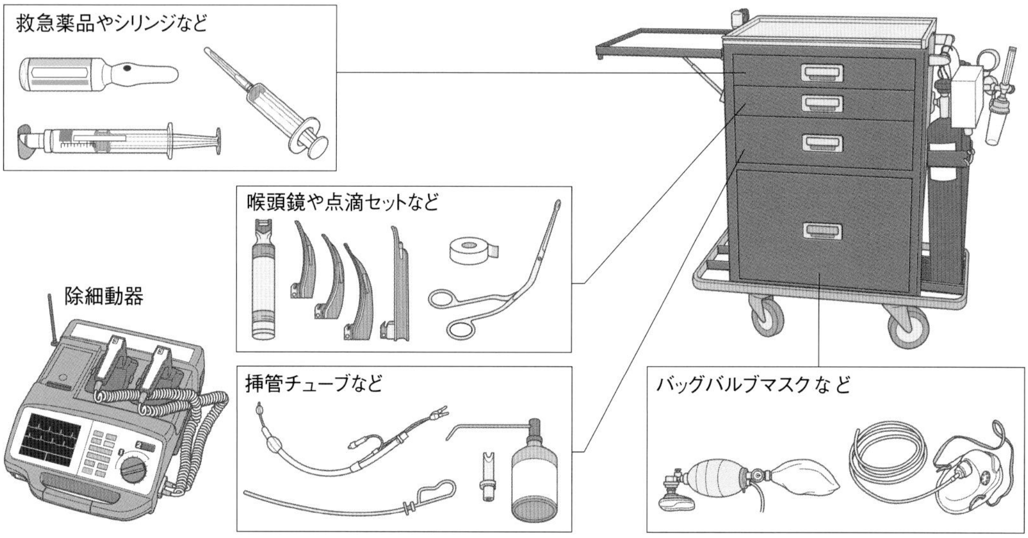

救急薬品やシリンジなど

喉頭鏡や点滴セットなど

除細動器

挿管チューブなど

バッグバルブマスクなど

図6　除細動器と救急カート

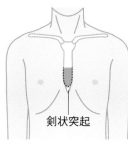

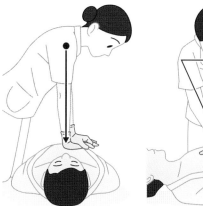

胸骨圧迫の位置

圧迫部位は胸骨の下半分とする。目安は胸の真ん中である。胸骨の下の剣状突起を押すと内臓損傷のおそれがあるため、押さないように注意する

剣状突起

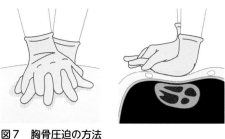

強く（約5〜6cmを超えない）
速く（100〜120回/分）
絶え間なく（中断を最小にする）

図7　胸骨圧迫の方法

人工呼吸

　人工呼吸の準備ができ次第、30：2で胸骨圧迫に人工呼吸を加えます。人工呼吸実施のために胸骨圧迫の中断時間が長くならないように注意しましょう。ただし、人工呼吸ができない状況では、胸骨圧迫のみを行います。

人工呼吸用のマスクって？

　人工呼吸用のマスクは、人工呼吸を安全で効率的に行うための道具です（図8）。現在では感染防御の観点から、口対口の人工呼吸はほとんど行われていません。

《ポケットマスクによる人工呼吸》（図9）

①ケース収納時はドーム部分がクッション部分に折り畳まれるように収納されています。ポケットマスクの中央を押し出し、吹き込み口を取りつけます。

②マスクの太いほうの縁を下唇と顎先の間に当て、口と鼻をおおうようにマスクを密着させます。

③両手の母指と示指で、患者の顎とマスクを挟むように持ちます。下顎側の中指・環指・小指で下顎を挙上し、気道を確保します。

④患者の胸郭が挙上する程度の息を、1秒かけて吹き込みます。マスクは固定したまま口を離し、患者の呼気を排出させます。

この動作を2回行い、速やかに胸骨圧迫を再開する。

《バッグバルブマスクによる人工呼吸》（図10）

　バッグバルブマスクはマスク、一方向バルブ、自己膨張式バッグ、

●ポケットマスク

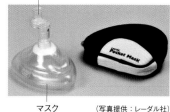

吹き込み口

マスク　　（写真提供：レーダル社）

●バッグバルブマスク

リザーバーバッグ

一方向バルブ

酸素チューブ

マスク　　自己膨張式バッグ

（写真提供：アイ・エム・アイ）

図8　人工呼吸用マスク

chapter
14

心肺蘇生法

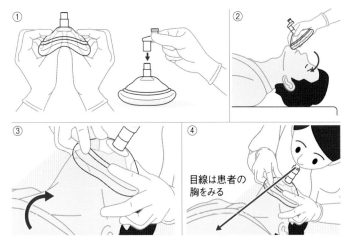

図9　ポケットマスクの人工呼吸

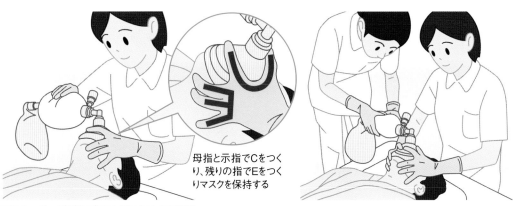

母指と示指でCをつく
り、残りの指でEをつく
りマスクを保持する

図10　バッグバルブマスクによる人工呼吸

リザーバーバッグ、酸素チューブを組み立てたものです。

　バッグバルブマスクは、1人で行う場合と2人で行う場合があります。いずれもバッグバルブマスクを扱う人は、患者の頭側で行います。

❶EC法（1人で行う場合）

　1人で気道確保と換気が可能です。母指と示指で「C」、残りの指で「E」をつくってマスクを保持します。

❷母指球固定法（2人で行う場合）

　両手の母指球と母指全体でマスクを押さえ、患者の顔面を密着させます。中指と薬指で下顎角を挙上します。

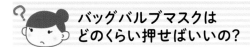　**バッグバルブマスクは
どのくらい押せばいいの?**

　一般的に成人用のバッグの容量は約1500mLです。成人の一回換気量は体重が40Kg以上の患者の場合、約600mLです。1／3～1／2程度押して人工呼吸を行います。しかし一回換気量はあくまで

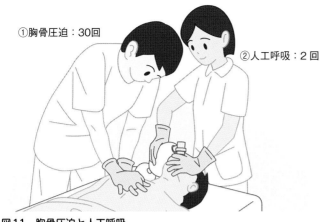

①胸骨圧迫：30回

②人工呼吸：2回

図11　胸骨圧迫と人工呼吸

目安です。大切なのは、胸郭が挙上しているか確認しながら実施することです。

《胸骨圧迫と人工呼吸のポイント》

　胸骨圧迫と人工呼吸を組み合わせて行いますが、胸骨圧迫は1分間に100〜120回のテンポで30回行い、次に人工呼吸を2回行います（**図11**）。

　人工呼吸を2回行うための胸骨圧迫の中断時間は10秒以内とすること。現場にAEDが到着するまで、30：2で胸骨圧迫と人工呼吸を繰り返します。

除細動

　AED（自動体外式除細動器）とは、医師や救急救命士だけでなく、誰でも除細動を行えるように開発された医療機器です（**図12**）。操作方法を音声でガイドすることで、迷わずに操作できるような工夫がされています。

　患者の胸に電極パッドを貼ると、心臓の状態を自動的に解析します。心室細動という不整脈を起こしている場合、電気ショックを与え、心臓の状態を正常に戻す機能をもっています。

 心室細動って何?

　心室細動とは、心臓の筋肉が痙攣をしたように小刻みに震えた状態になり、全身に血液を送り出せなくなった状態をいいます。致死性不整脈の1つで、一刻も早い除細動が必要になります（**図13**）。

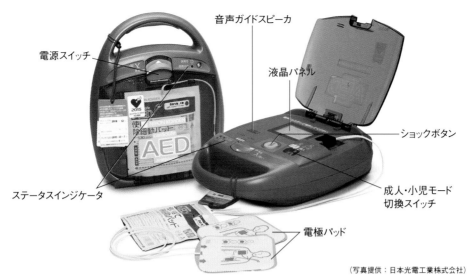

音声ガイドスピーカ
電源スイッチ
液晶パネル
ショックボタン
ステータスインジケータ
成人・小児モード
切換スイッチ
電極パッド

（写真提供：日本光電工業株式会社）

図12　自動体外式除細動器（AED：automated external defibrillator）

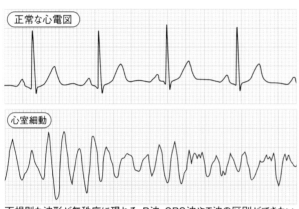

正常な心電図

心室細動

不規則な波形が無秩序に現れる。P波、QRS波やT波の区別ができない

図13　心室細動の心電図波形

AEDの使い方は?

　AEDが到着したらすぐに準備を行います。音声ガイドによって、電極パッドを貼るところから電気ショック、胸骨圧迫や人工呼吸までの救命処置を行うことができます（操作方法や音声メッセージは、機種によって異なります）。

①電源を入れる

　電源を入れると、音声ガイドが始まります。フタを開けると自動的にAEDの電源が入る機種もあります。

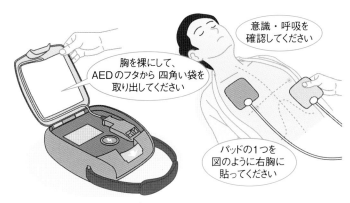

意識・呼吸を
確認してください

胸を裸にして、
AEDのフタから 四角い袋を
取り出してください

パッドの1つを
図のように右胸に
貼ってください

図14　AEDの準備と電極パッドの貼りつけ

②電極パッドの装着

　電極パッドは心臓を挟むように、直接胸に貼ります（図14）。

[電極パッドを貼る際の注意点]

・皮膚が濡れている場合には、乾いた布で拭きましょう。

・胸毛が濃い場合、予備の電極パッドがあれば粘着面を使い脱毛後、
　新しい電極パッドを貼ります。

③心電図解析

　心電図解析の音声が流れたら、患者には触れてはいけません。
AEDが自動的に電気ショックが必要かどうかを判断します（図15）。

《電気ショックが必要な場合》

　AEDの音声ガイドにしたがって、患者の身体から離れて、ショックボタンを押します（図16）。

　ただし、ショックボタンを押す前には、必ず次の4つの安全確認
を行います。

❶強い電気が流れますので、患者に触れていると危険です。

❷[自分OK]自分が患者やベッドから離れていることを確認します。

❸[あなたOK]介助者が患者やベッドから離れていることを確認します。

chapter
14

心肺蘇生法

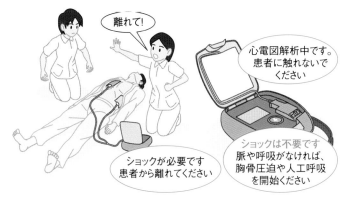

離れて!

心電図解析中です。
患者に触れないで
ください

ショックが必要です
患者から離れてください

ショックは不要です
脈や呼吸がなければ、
胸骨圧迫や人工呼吸
を開始ください

図15　AEDによる心電図解析

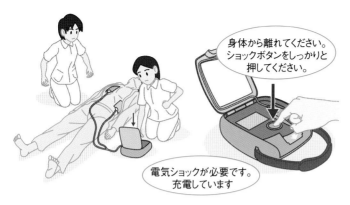

図16　電気ショックが必要な場合

❹［みんなOK］周囲にいる全員が患者やベッドから離れていること
を確認します。

　以後、2分ごとにAEDが心電図解析と評価を行います。そして、
ALS（advanced life support）チームに引き継ぐまでAEDの評価と
CPRを繰り返します。

《電気ショックが不要な場合》

　AEDの心電図解析の結果、ショックが不要となった場合には、
反応がなければただちに胸骨圧迫を開始します（**図17**）。以後、2
分ごとにAEDが心電図解析と評価を行います。この場合も、ALS
チームに引き継ぐまでAEDの評価とCPRを繰り返します。

　一方、手や足が動き出すようなことなど何か反応があれば、
AEDの電極パッドを貼ったままの状態で、ALSチームの到着まで
見守ります。

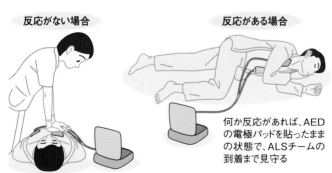

図16　電気ショックが不必要な場合

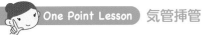

　気管挿管は、口腔または鼻腔から声門を越えて気管まで気管チューブを挿入して留置し、気道を確保する方法です。最も確実に気道を確保できます。一般的には、口腔から挿入する「経口気管挿管」を選択しますが、開口が困難な場合には、「経鼻気管挿管」を行います。気管チューブの挿入は、医師が行い、看護師はそれを介助します。

　経口気管挿管は、次の手順で行います。

(準備)

❶気管挿管に使用する物品を準備します（**図18**）。気管チューブのカフに空気漏れがないかどうかを確認した後、スタイレットを挿入し、カーブを描くように湾曲させる。気管の損傷を防ぐために、スタイレットが気管チューブの先端から出ないように注意する（**図19**）。スタイレットが気管チューブの先端から出ていると、皮膚、粘膜を傷つけることがある。

❷滑りがよくなるように、気管チューブの先端とカフの周囲に潤滑剤を塗る。

❸喉頭鏡を組み立て、ライトが点灯するかどうかを確認する。

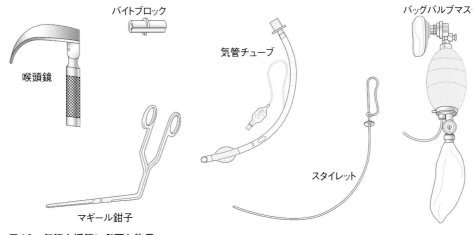

図18　気管内挿管に必要な物品

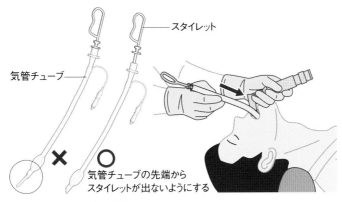

図19　スタイレットの挿入

chapter
14

心
肺
蘇
生
法

実施

❶患者の口腔内を観察する。義歯があれば外して保管し、声門を確認しやすいように、分泌物などを十分に吸引する。

❷患者の頸部の下に枕などを挿入して頭部を挙上する。

❸喉頭鏡のハンドル部を上に向けて医師に渡す。

❹医師が喉頭鏡を挿入して声門の位置を確認したら、看護師は気管チューブを渡す（**図20**）。

❺医師は気管チューブを声門に向かって挿入し、適切な深さに挿入できたらスタイレットを抜く。

❻看護師はバイトブロックを挿入し、注射器でカフに空気を10mL注入して膨らませる。

❼気管チューブが誤って食道や気管支に挿入されていないかどうか、次の方法で確認する。

A：バッグバルブマスクで換気しながら、心窩部を聴診する。「ゴボゴボ」というような空気流入音が聴診されれば、誤って食道に挿管されている。

B：バッグバルブマスクで換気したとき、両方の胸郭が同様に挙上すれば、適切に挿管されている。

❽バイトブロックと気管チューブを確実に固定する（**図21**）。

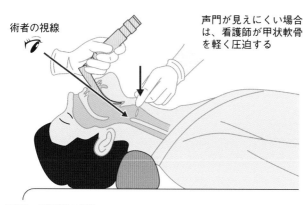

術者の視線

声門が見えにくい場合は、看護師が甲状軟骨を軽く圧迫する

図20　咽頭鏡の挿入

ぐんぐん↑ポイント

エアウェイスコープ

モニター画面一体型のビデオ喉頭鏡である。従来の喉頭鏡に比べ、少ない気道操作で、声門を観察しながら気管挿管を行うことができる。

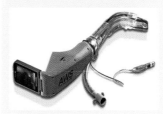

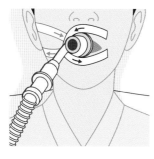

気管チューブの固定例

①幅1～2cm、長さ30cm程度のテープを2本準備し、1本目は上頬部から気管チューブに巻きつけ、下顎に固定する（→）

②上顎から気管チューブに巻きつけ、下顎に固定する（→）

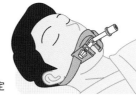

チューブホルダーによる固定

図21　気管チューブの固定

参考文献

chapter 1　バイタルサイン
1）日本高血圧学会高血圧治療ガイドライン作成委員会編：高血圧治療ガイドライン、p.18、ライフサイエンス出版、2019
2）葛本 ひとみ：電子体温計の腋窩挿入方向と腋窩温の変化についての考察、保育と保健、23（2）：54〜56、2017
3）竹尾恵子編：医療安全と感染管理をふまえた看護技術プラクティス、第3版、学研メディカル秀潤社、2015
4）熊谷たまきほか監：看護がみえるvol.3、フィジカルアセスメント、メディックメディア、2015
5）小林淳子、川西千恵美：片麻痺患者の麻痺側におけるバイタルサイン測定、The Journal of nursing investigation、11（1、2）：24〜30、2013
6）茂野香おるほか：系統看護学講座、専門分野Ⅰ、基礎看護学［2］、基礎看護技術Ⅰ、第17版、医学書院、2019
7）鎌倉やよい監：実践するヘルスアセスメント—身体の構造と機能からアセスメントを導く、学研メディカル秀潤社、2012
8）横山美樹：はじめてのフィジカルアセスメント、第2版、メヂカルフレンド社、2019
9）山内豊明：フィジカルアセスメントガイドブック—目と手と耳でここまでわかる、第2版、医学書院、2011
10）中村充浩：バイタルサイン・フィジカルアセスメント、照林社、2019
11）村中陽子編ほか：学ぶ・活かす・共有する　看護ケアの根拠と技術、第3版、医歯薬出版、2018
12）伊藤隆、高野 廣子：解剖学講義、第3版、南山堂、2012
13）任和子ほか編：根拠と事故防止からみた基礎・臨床看護技術、第2版、医学書院、2017
14）日野原重明編：フィジカルアセスメント—ナースに必要な診断の知識と技術、第4版、医学書院、2006
15）日本呼吸器学会肺生理専門委員会編：呼吸機能検査ガイドライン〈2〉血液ガス、パルスオキシメータ、メディカルレビュー社、2006

chapter 2　病床の整備
1）藤本真記子ほか監：看護技術がみえるvol. 1、基礎看護技術、メディックメディア、2014
2）藤野彰子ほか編著：新訂版 看護技術ベーシックス、第2版、サイオ出版、2017
3）遠藤真由美ほか：ベッド上生活患者のシーツの汚染度、看護学雑誌、3（10）：981〜987、1989
4）日本皮膚科学会：皮膚科Q&A、とこずれ（褥瘡）、https://www.dermatol.or.jp/qa/qa22/q03.html
5）恩田啓二：安全性と現実的な介護力を調和させたワンランク上の褥瘡対策、https://www.cape.co.jp/interview/itvw11
6）任和子、秋山智弥編：根拠と事故防止からみた基礎・臨床看護技術、医学書院、2014

chapter 3　栄養
1）村中陽子ほか：学ぶ・活かす・共有する 看護ケアの根拠と技術、第3版、医歯薬出版、2019
2）日本静脈経腸栄養学会編：静脈経腸栄養ガイドライン静脈・経腸栄養を適正に実施するためのガイドライン、第3版、照林社、2019
3）日本静脈経腸栄養学会編：静脈経腸栄養テキストブック、南江堂、2019
4）尾野敏明監：看護技術のポイント総まとめ、part 1日常生活援助技術、ナーシングキャンバス、7（11）：10〜16、2019
5）小山珠美編：口から食べる幸せをサポートする包括的スキル—KTバランスチャートの活用と支援、第2版、医学書院、2019
6）江口正信：根拠から学ぶ 基礎看護技術、サイオ出版、2018
7）任和子ほか編：根拠と事故防止からみた基礎・臨床看護技術、第2版、医学書院、2017
8）任和子ほか：系統看護学講座、専門分野Ⅰ、基礎看護学［3］、基礎看護技術Ⅱ、第17版、医学書院、2017
9）近藤一郎ほか監：看護がみえるVol.2. 臨床看護技術、メディックメディア、2018
10）木下佳子編：完全版ビジュアル臨床看護技術ガイド、照林社、2015
11）望月弘彦：総論 身体計測の方法．日本静脈経腸栄養学会雑誌、32（3）：1137〜1141、2017
12）山元恵子ほか：安全な経鼻栄養チューブの挿入長さと条件．医療機器学、86（5）：459〜466、2016
13）医薬品医療機器総合機構：PMDA医療安全情報、経鼻栄養チューブ取り扱い時の注意について、No.42 2014年2月、https://www.pmda.go.jp/files/000144631.pdf
14）PSP認定病院患者安全推進協議会：提言 経鼻栄養チューブ挿入の安全確保、https://www.psp-jq.jcqhc.or.jp/post/proposal/717

chapter 4　排泄援助
1）任和子ほか：系統看護学講座、専門分野Ⅰ、基礎看護学［3］、基礎看護技術Ⅱ、第17版、医学書院、2017
2）茂野香おるほか：系統看護学講座、専門分野Ⅰ、基礎看護学［2］、基礎看護技術Ⅰ、第17版、医学書院、2019
3）藤本真記子ほか監：看護がみえるvol.1、基礎看護技術、メディックメディア、2018
4）近藤一郎ほか監：看護がみえるvol.2、臨床看護技術、メディックメディア、2019
5）任和子ほか編：根拠と事故防止からみた 基礎・臨床看護技術、第3版、医学書院、2017

chapter 5　清潔援助
1）藤本真記子ほか監：看護技術がみえるvol.1、基礎看護技術、メディックメディア、2014
2）小林小百合：根拠と写真で学ぶ看護技術1、生活行動を支える援助、中央法規、2011
3）任和子ほか：系統看護学講座、専門分野Ⅰ、基礎看護学［3］、基礎看護技術Ⅱ、第17版、医学書院、2017
4）山口瑞穂子編著：新訂版 看護技術講義・演習ノート、上巻、日常生活援助技術篇、第2版、サイオ出版、2016
5）藤野彰子ほか編著：新訂版看護技術ベーシックス、第2版、サイオ出版、2017
6）任和子、秋山智弥編：根拠と事故防止からみた基礎・臨床看護技術、医学書院、2014

chapter 6　体位変換

1）藤本真記子ほか監：看護技術がみえるvol.1、基礎看護技術、メディックメディア、2014
2）任和子ほか：系統看護学講座、専門分野Ⅰ、基礎看護学［3］、基礎看護技術Ⅱ、第17版、医学書院、2017
3）大川美千代監：看護技術なぜ？ガイドブック、サイオ出版、2016
4）吉田みつ子ほか：写真でわかる基礎看護技術アドバンス－基礎的な看護技術を中心に！、インターメディカ、2016
5）村中陽子ほか：学ぶ・活かす・共有する 看護ケアの根拠と技術、第3版、医歯薬出版、2019

chapter 7　移動・移送

1）村中陽子ほか：学ぶ・活かす・共有する 看護ケアの根拠と技術、第3版、医歯薬出版、2019
2）蟻田富士子編、リハビリナース．リハビリ病棟の疾患・リハ・看護まるごとブック、エイド出版、2016
3）藤本真記子ほか監：看護がみえるVol.1．基礎看護技術、メディックメディア、2018
4）任和子ほか：系統看護学講座、専門分野Ⅰ、基礎看護学［3］、基礎看護技術Ⅱ、第17版、医学書院、2017
5）江口正信：新訂版 根拠から学ぶ 基礎看護技術、サイオ出版、2018
6）尾野敏明監：看護技術のポイント総まとめ、part 1 日常生活援助技術、ナーシングキャンバス、7（11）：29〜31、2019
7）竹内修二ほか編：解剖生理の視点でわかる看護技術の根拠Q&A、照林社、2010

chapter 8　罨法

1）岩永秀子ほか：ゴム製湯たんぽの安全な使用法の検討―湯たんぽの表面温度とマウスの皮膚組織への影響、日本看護研究学会誌、27（4）：53〜59、2004
2）大西由紀他：湯たんぽによる寝床内温度の経時的変化と保温範囲、日本看護技術学会誌、9（2）：14〜20、2010
3）村中陽子編ほか：学ぶ・活かす・共有する　看護ケアの根拠と技術、第3版、医歯薬出版、2018
4）任和子編：根拠と事故防止からみた 基礎・臨床看護技術、第2版、医学書院、2017
5）茂野香おるほか：系統看護学講座、専門分野Ⅰ、基礎看護学［2］、基礎看護技術Ⅰ、第17版、医学書院、2019
6）菱沼典子ほか：腰部温罨法の便秘の症状緩和への効果、日本看護技術学会誌、9（3）：4〜10、2010
7）加藤 京里：後頸部温罨法による自律神経活動と快-不快の変化：40℃と60℃の比較、日本看護研究学会雑誌、34（2）：39〜48、2011

chapter 9　検体の採取と取り扱い

1）臨床検査振興協議会HP：医療従事者の皆様へ、http://www.jpclt.org/01outline/index.html、2020年6月23日検索
2）任和子ほか：系統看護学講座、専門分野Ⅰ、基礎看護技術［2］、基礎看護技術Ⅱ、第17版、医学書院、2017
3）任和子、秋山智弥編：根拠と事故防止からみた基礎・臨床看護技術、医学書院、2014
4）吉田みつ子、本庄恵子：写真でわかる 実習で使える看護技術アドバンス、インターメディカ、2017
5）藤本真記子ほか：看護技術がみえるvol.1、基礎看護技術、メディックメディア、2014
6）排泄ケアナビ：消化吸収のメカニズムーブリストルスケールによる便の性状分類、http://www.carenavi.jp/jissen/ben_care/shouka/shouka_03.html、2020年6月23日検索

chapter10　与薬

1）藤野彰子ほか編著：新訂版 看護技術ベーシックス、第2版、サイオ出版、2017
2）山口瑞穂子編著：看護技術講義・演習ノート、下巻、診療に伴う看護技術篇、第2版、サイオ出版、2016
3）任和子ほか：系統看護学講座、専門分野Ⅰ、基礎看護学［3］、基礎看護技術Ⅱ、第17版、医学書院、2017

chapter11　酸素吸入法

1）任和子ほか：系統看護学講座、専門分野Ⅰ、基礎看護学［3］、基礎看護技術Ⅱ、第17版、医学書院、2017
2）日本呼吸器学会 肺生理専門委員会／日本呼吸管理学会 酸素療法ガイドライン作成委員会編：酸素療法ガイドライン、メディカルレビュー社、2006
3）長尾和宏監：看護の現場ですぐに役立つ 人工呼吸ケアのキホン、秀和システム、2016

chapter12　気道内吸引

1）日本呼吸療法医学会／気管吸引ガイドライン改訂ワーキンググループ編：気管吸引ガイドライン2013（成人で人工気道を有する患者のための）、人工呼吸、30：75〜91、http://square.umin.ac.jp/jrcm/pdf/kikanguideline2013.pdfより2020年6月8日検索
2）福家幸子・山岡麗・千崎陽子：吸引・排痰ができる［Web動画付］、p.44〜62、医学書院、2015
3）道又元裕：正しく・うまく・安全に気管吸引・排痰法、p.1〜7、12〜14、南江堂、2017
4）任和子：系統看護学講座 専門分野1 基礎看護学［3］基礎看護技術Ⅱ、第17版、p.220〜222、医学書院、2017
5）近藤一郎ほか監：看護がみえるVol.2．臨床看護技術、p.174-185、メディックメディア、2018

chapter13　ドレーン管理

1）永井秀雄、中村美鈴：臨床に活かせるドレーン＆チューブ管理マニュアル、p.17、学研メディカル秀潤社、2011
2）清水潤三・曽根光子：はじめてのドレーン管理、メディカ出版、2007
3）任和子ほか：系統看護学講座、専門分野Ⅰ、基礎看護学［3］、基礎看護技術Ⅱ、第17版、医学書院、2017

chapter14　心肺蘇生法

1）日本蘇生協議会監：JRC蘇生ガイドライン2015、医学書院、2016
2）日本救急看護学会監：ファーストエイド－すべての看護職のための緊急・応急処置、改訂第2版、へるす出版、2017
3）松月みどり監：写真でわかる急変時の看護アドバンス、改訂第2版、インターメディカ、2019

さくいん

ぐんぐんのびる看護技術
そのコツとポイント

編著者	川﨑久子
発行人	中村雅彦
発行所	株式会社サイオ出版
	〒101-0054
	東京都千代田区神田錦町 3-6　錦町スクウェアビル７階
	TEL 03-3518-9434　FAX 03-3518-9435

カバーデザイン	Anjelico
DTP	マウスワークス
本文イラスト	日本グラフィックス、渡辺富一郎
印刷・製本	株式会社朝陽会

2020 年 7 月 25 日　第 1 版第 1 刷発行

ISBN 978-4-907176-89-1　　Ⓒ Hisako Kawasaki
●ショメイ：グングンノビルカンゴギジュツ
乱丁本、落丁本はお取り替えします。

なるほど! 簡単!! シーツのたたみ方・広げ方（模擬シーツ表面）

シーツのたたみ方と広げ方のシミュレーションのための模擬シーツです（ミシン目に沿って切り離してご利用ください）。「One Point Lessonなるほど! 簡単!! シーツのたたみ方・広げ方（p.23）」の解説に沿って実際に模擬シーツをたたんでください。また、本の裏面に模擬マットレスのイラストがあります。マットレスの中心点に合わせてたたんだ模擬シーツを広げてください。

ミシン目にそって切り離してください
↓

ミシン目にそって切り離してください →

頭側

足側

足側 Scio-pub®

頭側

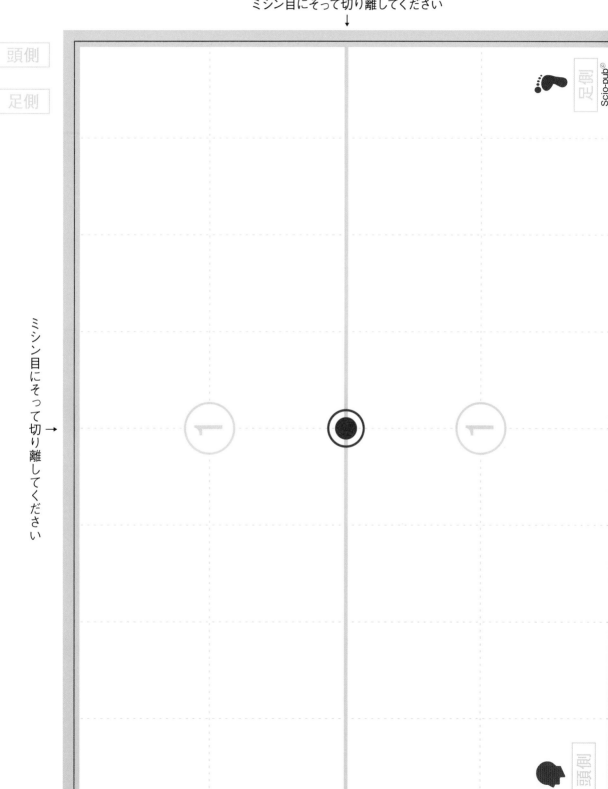

なるほど! 簡単!! シーツのたたみ方・広げ方（模擬シーツ裏面）

シーツのたたみ方と広げ方のシミュレーションのための模擬シーツです（ミシン目に沿って切り離してご利用ください）。「One Point Lesson なるほど! 簡単!! シーツのたたみ方・広げ方(p.23)」の解説に沿って実際に模擬シーツをたたんでください。また、本の裏面に模擬マットレスのイラストがあります。マットレスの中心点に合わせてたたんだ模擬シーツを広げてください。

ミシン目にそって切り離してください

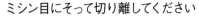

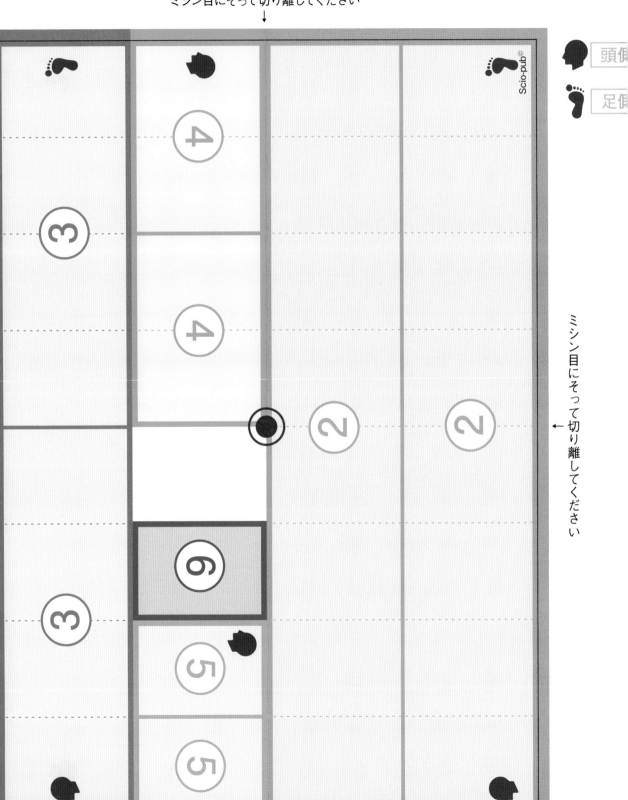